婴幼儿托育服务与管理专业规划教材

U0958525

杨晓萍　李姗泽　总主编

婴幼儿基础照护

主　编：任　丽　黄　鑫　刘　婵

副主编：唐丽娟　程　洋　陈　娅　申　量
潘秀玮　鲁皓琳

编　委：（以姓氏笔画排序）
邓　彦　申　量　任　丽　刘　婵
刘祖平　杜　凤　李政亮　杨　帆
杨　红　余水秀　邹　琼　邹德生
宋　佳　张建洪　陈　娅　范力文
罗春燕　姚春宇　唐　瑜　唐丽娟
唐群群　黄　鑫　程　洋　鲁皓琳
熊书艺　潘秀玮

西南大学出版社
国家一级出版社　全国百佳图书出版单位

图书在版编目(CIP)数据

婴幼儿基础照护 / 任丽，黄鑫，刘婵主编. -- 重庆：西南大学出版社，2022.8

ISBN 978-7-5697-1394-7

Ⅰ.①婴… Ⅱ.①任… ②黄… ③刘… Ⅲ.①婴幼儿-护理 Ⅳ.①R174

中国版本图书馆CIP数据核字(2022)第142986号

婴幼儿基础照护

YINGYOU'ER JICHU ZHAOHU

主　编　任丽　黄鑫　刘婵

总 策 划：杨　毅　杨景罡
执行策划：钟小族　张燕妮
责任编辑：熊家艳
责任校对：翟腾飞
装帧设计：闰江文化
排　　版：江礼群
出版发行：西南大学出版社
　　　　　重庆·北碚　邮编：400715
印　　刷：重庆紫石东南印务有限公司
幅面尺寸：185mm×260mm
印　　张：12.5
字　　数：245千字
版　　次：2022年8月　第1版
印　　次：2023年7月　第2次印刷
书　　号：ISBN 978-7-5697-1394-7
定　　价：49.00元

婴幼儿托育服务与管理专业规划教材

编委会

总序

0~3岁婴幼儿阶段是一个人生命中最快速发展的时期，亦是人生的重要奠基期。婴幼儿成长需要一个儿童友好社会，需要一个完整的社会教育架构，以保证每个家庭中的每一个孩子都能在其黄金三年得以健康成长。由此，架构一个完整的有利于婴幼儿健康成长的托育服务体系，并在高校培养相应的人才是中国教育体系刻不容缓的任务。

婴幼儿托育服务质量不仅关乎婴幼儿的健康成长，而且关乎人民群众的获得感、幸福感和安全感。近年来，国务院、教育部相继出台了一系列政策，对婴幼儿托育事业进行规划和布局。《中华人民共和国国民经济和社会发展第十四个五年规划和2035年远景目标纲要》中特别强调“发展普惠托育服务体系，健全支持婴幼儿照护服务和早期发展的政策体系”。2021年12月，国家发展改革委等部门联合印发了《“十四五”公共服务规划》，指出“着力构建多元化、多样化、覆盖城乡的婴幼儿照护服务体系，积极引导社会力量举办托育服务机构……依法逐步实行婴幼儿照护工作人员职业资格准入制度”。党的二十大报告中提出“群众在就业、教育、医疗、托育、养老、住房等方面面临不少难题；……我们已经采取一系列措施加以解决，今后必须加大工作力度”。

构建规范普惠的婴幼儿托育服务体系对于改善我国人口结构、积极应对人口老龄化、保持我国人力资源禀赋优势等方面具有重要意义。尽早研究、大力发展婴幼儿托育服务体系，建立健全相关的政策制度设计，是事关国家发展与安全、关乎国计民生的重要任务，这离不开大量高素质专业人才作为支撑。目前，我国托育服务从业人员队伍建设主要存在数量不足、人员素质参差不齐、托育服务人才培养和培训体系尚未形成等短板，应拓宽培养培训渠道，着力建设一支品德高尚、富有爱心、敬业奉献、素质优良的托育服务人才队伍。

本套教材依据《职业教育专业目录(2021年)》，按照《托育机构设置标准(试行)》《托育机构管理规范(试行)》《托育机构保育指导大纲(试行)》等重要文件精神进行编写，涵盖了婴幼儿托育服务与管理专业主要基础课程和专业核心课程，共包含23本教材。在编写过程中力求创新，努力打造自己的优势和特色。

第一，充分体现医教融合，指向岗位实际需求。本套教材的编写团队由师范院校、医学院校和企业团队构成，积极促成高校、医院与早教机构联合开发应用型课程，共同聚焦“医教融合”托育服务新模式下的岗位核心能力，着力体现人才培养的前瞻性和适应性。

第二，结合工作流程制定项目学习任务，符合高职“三教”改革趋势。立足职业教育的类型特点和经济社会发展对技术技能型人才的需求，探索活页式新形态教材开发的思路和方法，是职业教育“三教”改革的重要内容。本套教材积极探索以提高实践能力为引领的人才培养流程，对接职业岗位标准，将工作任务转化为项目，将专业知识与技能转化为岗位能力，以项目为纽带、工作任务为载体、工作过程为导向，构建教材内容。融合学校和企业人员，共同编写理实一体、书证融通的工作手册式、活页式新形态教材。

第三，体现岗位能力要求，让学习者提前了解真实工作应用场景。本套教材以学习者发展为根本，以学习产出为导向，关注实践性教学内容，重视解决工作实际问题。在内容设计上，以典型工作任务、案例为载体组织教学单元。立足真实工作情景，采用大量真实案例及拓展阅读素材，帮助学习者在了解基本理论的前提下，更好地面对、解决工作中遇到的实际问题。

第四，配备丰富教学资源，视频展示实操技能。本套教材在设计上注重实操性，通过操作视频、题库、案例集等数字资源，为学习者创设真实详细的任务情境，增强学习过程的综合性、趣味性、挑战性，使学习者在主动建构、合作共研的过程中获得新知、提升经验。此外，编写团队还重视教材的实用性和灵活性，打造“纸质教材+数字化教材”协同互补的新形态教材体系，以期提高教学实效。

本套教材的顺利付梓得益于所有参编人员的辛劳付出和西南大学出版社的积极协调与沟通。在此向参与此次编写活动的全体人员表达我们的敬意。同时，教材写作难免有疏漏或不足之处，我们将在教材使用中进一步总结反思，不断修订完善，恳请各位同行不吝赐教。

李姗泽

前言

0~3岁是婴幼儿生命中最关键的成长期之一，是人一生中独特而重要的发展阶段，也是孩子成长的机会之窗；事关孩子的健康、家庭的幸福，甚至关乎国家的未来。依据婴幼儿的成长特点，为其提供适宜的成长环境和教育资源，对大脑发育和人格成长进行“激活”，能够为其日后的健康成长打下坚实的基础。近年来，国务院、教育部、地方政府相继出台一系列政策，保障婴幼儿健康成长，促进婴幼儿托育事业发展。

为顺应国家方针政策，支持婴幼儿照护服务和早期发展的体系建设，以尊重婴幼儿成长特点和规律为原则，为托育机构及相关人员提供完善、全面且操作性强的教材资源，从而帮助婴幼儿照护人员最大限度地促进婴幼儿健康，确保婴幼儿的安全健康成长。编写此书的宗旨是打造一套符合各种场景下婴幼儿基础照护服务并为实际情况提供解决方案的实用教材。具体而言，本书有如下鲜明特点：

一、精编与政策有机统一：本教材遵照《国务院办公厅关于促进3岁以下婴幼儿照护服务发展的指导意见》，同时坚持以遵循婴幼儿成长特点和规律为原则，整合院校、医院、机构多方资源，系统性、科学性、针对性将理论与实践、知识与技能相结合，为婴幼儿提供身体发育、动作、语言、认知、情感与社会性等方面的全面发展支持。

二、理论与实践相互融合：本套教材的编写团队由医学院校、企业团队、医院构成，依据婴幼儿成长特点和母婴照护现状，积极促成高校、医院与早教机构联合开发应用型课程，着力提升婴幼儿照护人员岗位核心能力。

三、系统规划与重点聚焦兼顾：本教程采用项目任务式编写方式系统规划与专题聚焦相结合。既整体系统涵盖各个方面，围绕婴幼儿基础照护的重点、难点、痛点问题，又以详细的案例、丰富的知识等加以重点突破，既有面的覆盖，又有点的聚焦。简化基础理论知识，强化操作实践能力，全面系统提升照护实操能力。

四、知识与趣味的全面兼容：将婴幼儿基础照护知识点采用典型实例导入，设置项目目标、学习重难点、任务描述，鼓励学生积极思考，激发学习兴趣。同时运用视频资源、学习链接的方式丰富了学习的趣味性，避免学习枯燥乏味。

五、核心素养与应用能力同步提升：采用项目任务式编写方式，内容涵盖婴幼儿照护的基础内容，涉及婴幼儿基础照护概述、婴幼儿日常生活照护、婴幼儿健康促进与照护三大模块，包含九个项目，二十四个任务，由易到难，由简单到复杂。不仅将实践操作以典型实例导入课程设置，也通过知识扩展和推荐阅读，进一步提升学员实践能力和照护核心素养。

在构思、筹备、编写此本教材长达一年多的过程中，我们广泛收集来自托育机构、婴幼儿照护人员、高校专家及医疗临床工作人员等的困惑和想法。走访了多家托育机构，虚心听取了来自各地托育专家的指导意见，再经过编写团队无数个日夜的呕心沥血、精雕细琢，终于使本书揭开面纱，得以与各位见面。真诚感谢在长达一年多漫长的编写过程中，每一位给予我们建议和反馈的老师；感谢全体编写人员毫无保留、不计回报地奉献着自己全部的智慧和力量；感谢亦恩婴婴向上托育早教中心全体成员对视频拍摄的支持与帮助；感谢无数前辈专家长期以来对我们的关心与鼓动；更要感谢西南大学出版社相关领导和工作人员的辛劳付出，特别是责编对该教材提供的悉心指导。是你们在我们一路前行的过程中给了我们希望、力量和方向，把最美好的选择和信任给了我们。

由于诸多原因，本教程有诸多不足，诚挚欢迎您提出最为宝贵的意见和建议，我们定会将您的反馈视若珍宝，不断改进，为婴幼儿照护的发展贡献绵薄之力。

兹为序！

任丽

2022年8月

目录

项目一

婴幼儿基础照护概述

项目目标

1. 掌握婴幼儿基础照护的范围及特点。
2. 明确婴幼儿照护员的角色，具备照护岗位所需要的职业素质。

学习重难点

学习重点：

掌握婴幼儿基础照护的范围及特点。

学习难点：

明确婴幼儿照护员的角色，具备照护岗位所需要的职业素质。

思维导图

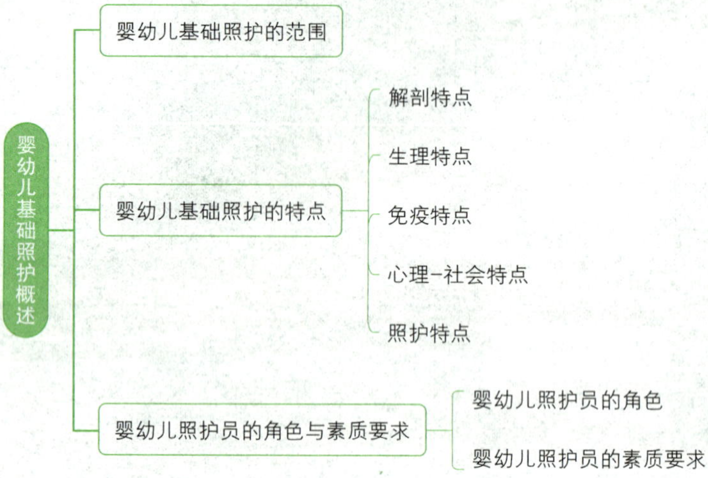
婴幼儿基础照护概述
婴幼儿基础照护的范围
婴幼儿基础照护的特点
解剖特点
生理特点
免疫特点
心理-社会特点
照护特点
婴幼儿照护员的角色与素质要求
婴幼儿照护员的角色
婴幼儿照护员的素质要求

一、婴幼儿基础照护的范围

婴幼儿基础照护是针对0~3岁婴幼儿进行生活护理并运用科学的方法对婴幼儿的饮食、睡眠、动作技能等进行教育培养及训练的专业学科。通过对婴幼儿进行日常生活照料、日常保健、安全防护等行为活动，促进婴幼儿在身体发育、动作、语言、认知、情感与社会性等方面的全面发展。婴幼儿基础照护对象为身心处在不断发展中的0~3岁婴幼儿。

婴幼儿基础照护的内容非常广泛，凡涉及日常生活照料、健康促进、安全防护等都属于基础照护范围，包括身体清洁，睡眠，喂养，大小便，计划免疫，体格锻炼，烫伤、坠伤等意外伤害的处理。婴幼儿基础照护与心理学、教育学、营养学、儿科学等多门学科有着紧密的联系。

二、婴幼儿基础照护的特点

婴幼儿处于不断的生长发育过程中，其解剖、生理、心理等各方面与其他年龄段儿童有很大的差别，日常照护、健康促进、安全防护各方面也均有其特点，年龄愈小，与其他年龄段儿童差别愈大。因此，照护员掌握婴幼儿发育特点是非常重要的。

（一）解剖特点

不同年龄阶段婴幼儿的身体各部分所占比例不同。婴儿（尤其是新生儿）头部相对较大，也较重，而颈部肌肉和颈椎发育相对较差，因此怀抱婴儿时应注意保护其头部；婴幼儿骨骼比较柔软，若长期受外力影响容易变形，应避免肢体受压或过早进行肢体负重；婴儿由于贲门括约肌发育较差，幽门括约肌发育良好，易出现溢乳和呕吐，因此吃奶后应将婴儿竖抱，轻拍背部，帮助空气排出。

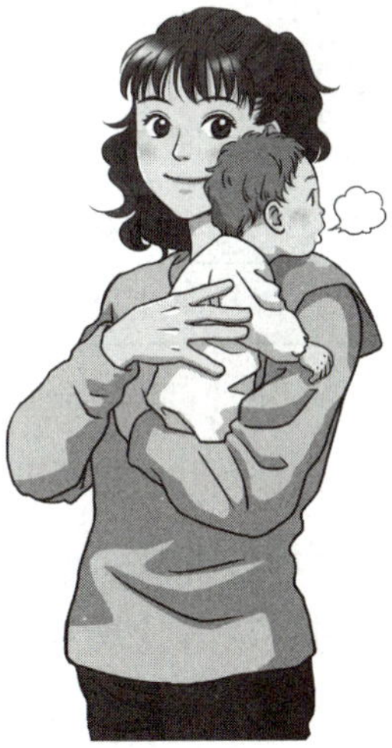
图1-1-1　竖抱婴儿拍隔

（二）生理特点

婴幼儿年龄越小，器官发育越不成熟，生理功能也越不完善。婴幼儿在婴儿时期生长发育最快，代谢旺盛，能量需求相对较多，而胃肠消化功能较差，因此喂养不当时易发生消化功能紊乱。婴幼儿对水的需要量较多，应供给其充足的水分，以免发生脱水。此外，不同年龄阶段的婴幼儿的生理、生化指标正常值亦不同，如心率、血压、尿量等。婴幼儿新生儿期心率、呼吸较其他时期快，血压也较低。照护员只有掌握了这些生理特点，才能在操作前对婴幼儿身体情况进行客观评估。

表1-1-1　婴幼儿呼吸与心率范围

年 龄	呼吸(次/分)	心率(次/分)
新生儿	40~45	120~140
1岁以内	30~40	110~130
2~3岁	25~30	100~120

(三)免疫特点

婴幼儿的免疫器官及其功能均未发育成熟,皮肤、黏膜娇嫩,淋巴系统发育未成熟,体液免疫与细胞免疫不健全,防御能力低下,易患各种感染。新生儿出生时可以从母体内获得抗体IgG,在出生后6个月内对某些传染病如麻疹、白喉有一定免疫力。但在6个月以后从母体获得的抗体逐渐消失,而自身合成的IgG尚不足,易患传染病。机体在婴幼儿时期IgA缺乏,局部分泌型IgA(SIgA)不足,易患胃肠道感染和呼吸道感染。新生儿体内IgM含量很低,极易被革兰氏阴性杆菌感染。因此做好婴幼儿的计划免疫和体格锻炼在基础照护中特别重要。

表1-1-2　人体免疫因子及其特点

免疫因子	特点
IgG	可以通过胎盘;新生儿自身合成IgG比IgM慢;出生后3个月血清IgG水平降到最低
IgM	胎儿期可以产生;脐带血IgM水平升高提示宫内感染
IgA	产生最迟;分泌型IgA(SIgA)2~4岁达到成人水平

(四)心理-社会特点

婴幼儿时期是儿童心理、行为形成的基础阶段,特别是幼儿期,心理-社会发育最为迅速。所以要重视与婴幼儿的语言交流,通过唱歌、讲故事、做游戏等促进其语言发展和动作发展,同时培养婴幼儿良好的行为方式和生活自理能力。婴幼儿的大脑在结构和功能上还不够成熟,其思维能力和方式与学龄前期、学龄期儿童迥异。在照护工作中,应根据不同年龄阶段婴幼儿的心理-社会发育特点,采取与之相适应的照护措施,使照护工作顺利进行。

(五)照护特点

婴幼儿自身的解剖、生理、心理特点决定了婴幼儿基础照护工作具有其特殊性。因此,在照护工作中必须有针对性地采取照护措施。如婴幼儿年龄越小,对父母的依赖性越大,入托后,托育机构陌生的环境、陌生的照护员给婴幼儿造成很大的心理负担,极易产生恐惧心理。这就要求托育机构的室内设置尽量家庭化，充满童趣，以消除婴幼儿的陌生感。在照护工作中，照护员要多与婴幼儿沟通、交流，多关爱婴幼儿，与之建立良好关系。

三、婴幼儿照护员的角色与素质要求

婴幼儿照护员是以“育人”为主要工作的特殊职业，其工作质量的优劣、工作水平的高低，直接关系到儿童的成长、家庭的幸福、社会的安定和民族的命运，因此婴幼儿照护员必须品德高尚、知识储备量丰富、技能娴熟才能胜任这一角色。

（一）婴幼儿照护员的角色

婴幼儿照护员的职业定义为：通过对0~3岁婴幼儿照料、护理和教育，辅助家庭完成科学育儿工作的人员。所以婴幼儿照护员既不同于家庭保姆，也有别于托育机构中的保育员，是在家庭、社区或早教机构中为0~3岁婴幼儿综合发展提供全方位指导和服务的从业人员，承担着社会责任。

（二）婴幼儿照护员的素质要求

1. 热爱儿童，爱岗敬业

爱岗敬业是为人民服务和集体主义精神的具体体现，是社会主义职业道德一切基本规范的基础。热爱儿童是婴幼儿照护员爱岗敬业的基础。热爱儿童必须了解儿童，掌握儿童在不同年龄阶段的生理、心理和行为特点，根据其生长发育规律给予科学的教育和指导；热爱儿童必须要有爱心、耐心、诚心、责任心，学会站在儿童的角度考虑问题；热爱儿童，以饱满的热情投入到实际工作中去，才能全心全意为婴幼儿及其家长提供最优质、最满意的服务；热爱儿童必须尊重儿童，尊重儿童生存和发展的权利，尊重儿童的人格和自尊心，用平等和民主的态度对待每个儿童，满足每个儿童的合理要求。

2. 诚信服务，善于沟通

诚实守信是做人的根本，是为人处世的一种美德，也是一种社会公德，是任何一个有责任心的人进行自我约束的基本要求。婴幼儿照护是直接为婴幼儿、家长、社会提供服务的一种“窗口行业”，所以照护员必须用真诚的态度对待工作，不论对婴幼儿还是家长都要以诚相待，以诚实守信的道德品质赢得家长和社会的信任。

3. 勤奋好学，钻研业务

婴幼儿照护员应该掌握扎实的理论知识和操作技能，其中包括婴幼儿身心发展理论、教育学理论、心理学理论、婴幼儿卫生保健等知识。每个婴幼儿都是一个独立的个体，相同的个体在不同阶段的特点不同，所采取的照护方法也不同。即使年龄相同，不同的个体受遗传、家庭环境、接受教育时间和程度等因素影响，差异也较大。婴幼儿照护员要根据每一个婴幼儿不同阶段的不同需求，合理运用科学的理论知识来指导实践，解决不同时期的不同问题。因此，婴幼儿照护员必须要勤奋好学、刻苦钻研、不断进取，努力提高专业知识和技能水平。

项目小结

婴幼儿照护员的服务对象是天真无邪、活泼可爱、可塑性极强的婴幼儿，是婴幼儿接触较多，依赖、模仿的对象。这就要求照护员必须了解、掌握基础照护的范围特点，并严格遵守相关的职业准则，同时具有高尚的职业道德。

思考练习

1.简述婴幼儿基础照护的定义。

2.简述婴幼儿的免疫特点。

3.简述如何做一名合格的婴幼儿照护员。

推荐阅读

[1]董荣芹.儿科护理学[M].西安：第四军医大学出版社，2011.

[2]沈晓明，王卫平.儿科学[M].7版.北京：人民卫生出版社，2008.

[3]张玉兰，王玉香.儿科护理学[M].4版.北京：人民卫生出版社，2018.

项目二

婴幼儿年龄分期及各期基础照护特点

项目目标

1. 掌握婴幼儿年龄分期及生理特点。

2. 掌握婴幼儿各期基础照护特点。

学习重难点

学习重点：

掌握婴幼儿各期基础照护特点。

学习难点：

掌握婴幼儿年龄分期及生理特点。

思维导图

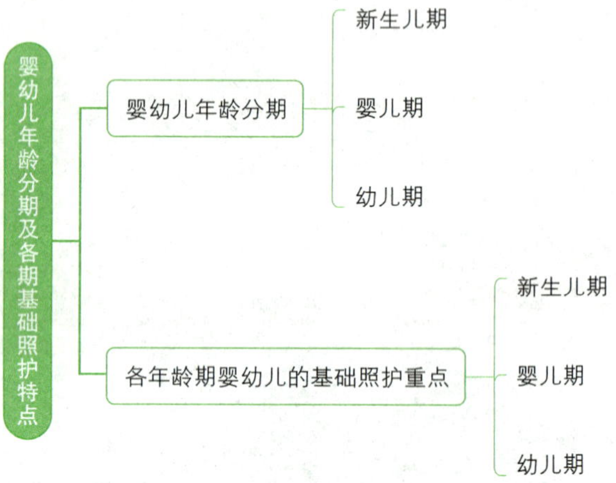
婴幼儿年龄分期及各期基础照护特点
婴幼儿年龄分期
新生儿期
婴儿期
幼儿期
各年龄期婴幼儿的基础照护重点
新生儿期
婴儿期
幼儿期

一、婴幼儿年龄分期

（一）新生儿期

自胎儿娩出脐带结扎至出生后第28天的这一段时期称为新生儿期。此期实际上包含在婴儿期内，但这一时期的主要特点就是发病率和死亡率高，新生儿死亡率约占婴儿死亡率的30%~50%，所以被列为婴儿期中的一个特殊时期。新生儿脱离母体转为独立生活后，由子宫内环境到达子宫外环境，所处的内、外环境发生了根本的变化，再加上新生儿各方面发育尚不成熟，因此要做好保暖、合理喂养、清洁卫生等护理措施。

（二）婴儿期

从出生后到满1周岁称为婴儿期，其中包含了新生儿期。这一时期是儿童生长发育最快的时期，所以其每天所需要的蛋白质是比较多的，对其他各营养素的需求量也比较高，但婴儿消化功能尚不完善，易发生营养障碍和消化系统疾病如佝偻病、贫血、腹泻等疾病。同时，婴儿的自身免疫功能尚不成熟，抗感染能力弱，易患各种感染性疾病和传染性疾病。所以，婴儿期的保健重点为：（1）提倡母乳喂养；（2）根据辅食添加原则，为婴儿合理添加辅食；（3）预防感染。

（三）幼儿期

1周岁到3周岁这一时期称为幼儿期。体格生长速度较前期稍减慢，智能发育加速。这一时期儿童开始学会走，日常活动范围增大，但缺乏对危险事物的辨别能力并且自身保护能力有限，所以这一时期是儿童最易发生意外的阶段，要注意预防意外事故发生。同时，幼儿消化功能仍不完善，但营养需求仍相对较高，所以此时要重视辅食添加，保证营养全面均衡摄入，更要注重培养幼儿良好的饮食习惯。

二、各年龄期婴幼儿的基础照护重点

（一）新生儿期

新生儿各个器官系统发育都还不够完善，适应和调节能力差，保健重点在出生后1周内，应做到合理喂养、注意保暖及预防感染。

1.居家照护

（1）营造适宜环境：房间空气清新，阳光充足，通风良好，冬季室温保持在22~24 ℃，相对湿度55%为宜。对于刚出生的婴儿，应注意保暖。

（2）注意观察：观察新生儿的一般情况，如皮肤颜色、精神状态、脐部恢复情况、呼吸、体重增长、哭声及大小便等。

(3)皮肤、臀部护理:新生儿皮肤娇嫩,应每日沐浴一次,保持皮肤清洁;衣服、纸尿裤宜选用大小、材质合适的;防止尿布疹的发生。

(4)促进神经心理发育:多与新生儿互动交流,经常抚摸新生儿,培养亲子之间的情感。

(5)预防感染:保持空气新鲜,注意通风换气。新生儿的用物及居住环境要保持清洁卫生,奶瓶可以使用煮沸消毒法消毒。接触新生儿前应洗手,避免交叉感染。

2. 家庭访视

(1)时间:一般访视共4次,分别为生后1~2天的初访、生后5~7天的周访、生后10~14天的半月访和生后27~28天的月访。新生儿出生后3天,大多数产妇在医院,所以第一次访视一般在医院完成。

(2)内容:新生儿出生情况,出生身长、体重,分娩方式;新生儿生长发育情况;吃奶、睡眠情况;有无呕吐等情况。

(3)观察:家居环境,卫生情况,新生儿的一般情况及身体活动。

3. 疾病筛查

(1)听力筛查:早期发现有听力障碍的新生儿,尽早干预。

(2)遗传代谢、内分泌疾病的筛查:询问家长,在新生儿出生后有没有进行先天性肾上腺皮质增生症和葡萄糖-6-磷酸脱氢酶缺乏症、苯丙酮尿症、先天性甲状腺功能减退症等疾病的筛查。

(二)婴儿期

1. 喂养

提倡纯母乳喂养至4~6个月,奶粉喂养则应选择合适的配方奶粉;给6个月以上婴儿添加辅食的时候要让其适应多种食物,按照正确的辅食添加原则进行。

2. 日常护理

衣服宽松舒适;冬季不宜穿着过多,夏季不宜穿着过少,以免婴儿受凉;每日要洗澡一次,洗澡后要注意皮肤护理;在4~10个月乳牙萌出时期,应注意口腔护理。

3. 预防疾病

按国家免疫规划疫苗儿童免疫程序完成基础免疫,坚持户外运动,预防佝偻病的发生;定期体格检查,及早发现佝偻病、营养不良、肥胖症和营养性缺铁性贫血等疾病,并予以及时干预和治疗。

4. 早期教育

培养定时排尿、排便等习惯;父母经常与宝宝互动、做游戏,促进视觉、听觉、动作和语言等发育。

(三)幼儿期

1. 日常护理

合理安排膳食,这一时期仍需要供给营养丰富的食物来满足幼儿生长发育的需求,做到食物软、烂、细,各种营养素搭配齐全,比例平衡;在进餐时,培养幼儿良好的就餐习惯,定时定点进餐;一般白天小睡1~2小时,夜晚睡眠10~12小时,要进行大小便训练,培养良好的生活习惯。

2. 口腔清洁

培养幼儿早晚刷牙、饭后漱口的习惯,预防龋齿的发生,定期到医院进行口腔检查。

3. 预防疾病及意外

坚持每日户外活动,每3~6个月做一次体格检查,包括听力、视力检查,并监测生长发育情况;此时幼儿对危险事物的识别能力差,要预防意外事故的发生,例如异物吸入、外伤、中毒、溺水等。按照国家免疫规划疫苗儿童免疫程序定期接种疫苗。

4. 早期教育

幼儿期是语言动作和心理发育的重要时期,应重视与幼儿进行语言交流。所以这一时期要加强早期教育,促进幼儿语言、心理发育,培养幼儿良好的行为方式和生活自理能力。

项目小结

本项目主要介绍了婴幼儿的年龄分期及生长发育的规律,依据安全、顺应、关爱、生活、活动的原则,通过对婴幼儿群体采取有效的健康照护及干预措施,提高婴幼儿生命质量,减少各种疾病发病,降低死亡率。

思考练习

男婴,7天,足月顺产,出生体重3.2 kg,身长53 cm。经访视该儿童体格发育正常。

问题1:该儿童处于哪一年龄期?

问题2:该儿童在此期的特点主要有哪些?照护员在基础照护的过程中应注意什么?

思考练习
参考答案

推荐阅读

万钫.学前卫生学[M].3版.北京:北京师范大学出版社,2012.

项目三

婴幼儿身体清洁与照护

项目目标

1.掌握婴幼儿沐浴、手部清洁、口腔清洁、合理用眼的方法。

2.能帮助婴幼儿进行沐浴、手部清洁、口腔清洁、合理用眼，使其保持身体清洁与健康，并能指导家长。

3.具备发现问题和解决问题的能力以及良好的耐心和责任心。

学习重难点

学习重点：

1.掌握婴幼儿沐浴、手部清洁、口腔清洁、合理用眼的方法。

2.能帮助婴幼儿进行沐浴、手部清洁、口腔清洁、合理用眼，并能指导家长。

学习难点：

照护员能识别家长在给婴幼儿清洁身体的过程中不良习惯形成的原因及纠正不良习惯的方法。

思维导图

- 婴幼儿身体清洁与照护
  - 婴幼儿沐浴
    - 盆浴
    - 淋浴
    - 沐浴禁忌证
    - 沐浴时常见并发症及防范措施
    - 婴幼儿常见皮肤病
  - 婴幼儿手部清洁
    - 洗手的具体方法和注意事项
    - 婴幼儿细运动的发育
    - 婴幼儿因手卫生引发的疾病
    - 手部卫生护理
  - 婴幼儿口腔清洁
    - 漱口的具体方法和注意事项
    - 刷牙的具体方法和注意事项
    - 婴幼儿口腔发育及特点
    - 婴幼儿常见的口腔疾病
    - 婴幼儿口腔卫生护理
  - 婴幼儿用眼卫生
    - 眼部清洁卫生
    - 婴幼儿视力发育特点
    - 婴幼儿常见眼科疾病
    - 婴幼儿眼部卫生护理

任务一

婴幼儿沐浴

任务描述

在炎热的夏天,家人因担心一岁的洋洋感冒,就未开空调。不一会儿,洋洋就表现得躁动不安。照护员观察到洋洋满头大汗,身上黏糊糊的,衣服也被汗液浸湿。

(1)分小组进行讨论,完成工作表单1。

(2)请为洋洋进行沐浴。

工作表单1

沐浴一般分为盆浴和淋浴,可根据婴幼儿的实际情况选择合适的沐浴方式。照护员应掌握正确的沐浴顺序、方法及注意事项。因为沐浴不仅可帮助婴幼儿清洁皮肤,以预防皮肤感染、促进血液循环和改善婴幼儿皮肤的触觉能力和对温度的感知能力,还便于照护员观察婴幼儿的全身情况。

小组讨论:请问作为照护员,应该如何帮助洋洋进行沐浴?在为洋洋沐浴时,又应该注意哪些方面?

沐浴方式的选择和注意事项:

任务准备

名称	条件	要求
环境准备	卫生间、卧室	室内门窗关闭,环境安静、整洁,室温26~28 ℃,地面、浴盆防滑
设施准备	平整的操作台、沐浴设施、热水器	水温冬季38~39 ℃,夏季略高于体温,备水时水温稍高2~3 ℃
物品准备	专用浴盆或脸盆(内备温热水约2/3)、水温计、体重秤、浴巾、毛巾、纸尿裤、清洁衣物、婴幼儿指甲剪、卫生纸、75%酒精、无菌棉签、沐浴产品、护臀霜、弯盘、垃圾桶	细软棉质浴巾、毛巾、其他物品均在有效期范围内
人员准备	照护员具备帮助婴幼儿进行沐浴的理论知识和操作技能,并能指导家长	照护员着装整洁,指甲修剪整齐,取下饰物,双手洗净
	被照护者意识状态、皮肤状况、配合程度、心理状况及日常沐浴情况	被照护者生命体征正常

操作流程

一、评估

（1）观察婴幼儿皮肤情况，并评估其皮肤是否有损伤。

（2）观察婴幼儿情绪是否稳定及身体状况是否良好，并评估其在操作过程中的配合程度。

（3）询问家长婴幼儿日常沐浴的习惯，并评估家长养育行为对婴幼儿的健康是否有影响。

二、计划

盆浴、淋浴操作能顺利进行；帮助婴幼儿养成良好的沐浴习惯。

三、实施

（一）盆浴

婴幼儿沐浴视频

步骤一：环境、物品准备。

【具体方法】

关闭门窗，保证室内光线充足，调节室温、水温，有条件可播放轻音乐。

【注意事项】

（1）室内温度保持在26~28 ℃为宜，冬天打开暖气，夏天关闭风扇，设置适宜的空调温度。

（2）水温冬季38~39 ℃，夏季37~38 ℃，备水时水温可稍高2~3 ℃。可用水温计测量（水温计浸入水中观察数值），也可用前臂内侧皮肤测试（不烫为宜）。备水时，先在浴盆内加入冷水，再加热水，搅匀之后再测量水温。

步骤二：松解衣物，观察皮肤及其他身体情况。

【具体方法】

将婴幼儿抱至操作台（台面已有铺好的浴巾），松解衣物，检查全身皮肤情况后，脱去衣物，裹上浴巾。过程中可根据需要测量婴幼儿的身高（长）和体重。

【注意事项】

（1）检查全身皮肤时，应重点检查背部、臀部以及皮肤褶皱部位等，如发现红肿、皮疹、局部发炎等情况立即送往医院就诊。

（2）观察除皮肤外其他身体情况，如四肢活动度等。

步骤三：清洗面部。

【具体方法】

将洗脸的毛巾放入温水中，拧至不滴水，将其对折两次，呈四角重叠的近似正方形。用折叠好的毛巾的不同部位分别擦洗双眼、前额、面颊、鼻子、嘴巴、下巴、耳部。

【注意事项】

（1）清洗面部时禁止使用沐浴液，也要避免用水直接冲洗，防止水流入婴幼儿的眼睛、耳朵和口中，引起结膜炎和外耳道炎，或误入口腔。

（2）擦拭眼睛时，用毛巾的一角包住食指，剩余部分抓在手里，避免毛巾堵住婴幼儿的嘴和鼻子。

（3）擦拭眼睛时，从内眦轻轻擦向外眦，擦拭另一只眼睛的时候需要更换毛巾部位，禁止反复使用毛巾同一部位擦拭，预防眼睛感染。

（4）其间应清洗毛巾1~2次，以保证毛巾的清洁。

步骤四：清洗头部。

【具体方法】

根据婴幼儿年龄选取恰当的洗头姿势。照护员将婴幼儿仰面朝上或让婴幼儿站立弯腰低头。较小的婴幼儿可采用抱姿，照护员左前臂托住婴幼儿背部，左手掌托住婴幼儿头颈部，使婴幼儿脸朝上，左手拇指与中指分别将婴幼儿耳郭向前折叠，防止水流入耳内造成感染，左臂及腋下夹住婴幼儿臀部及下肢，将婴幼儿头部移至浴盆处。照护员用湿毛巾将婴幼儿头发打湿，右手取适量沐浴液并用少许热水稀释后，涂抹于婴幼儿头部，轻轻揉搓发泡后，再用指腹轻轻清洗婴幼儿的头皮，最后用温水洗净，另取一块干毛巾蘸干。

【注意事项】

（1）照护员为婴幼儿洗头时，应该用指腹轻轻揉搓，不能用指甲抓洗。

（2）遇到婴幼儿头垢比较多、难以清洗的时候，切不可强行剥去，可在洗头之前先用婴幼儿专用的润肤油涂抹至头垢位置反复按摩，待头垢软化后，再进行清洗。

步骤五：清洗全身。

【具体方法】

照护员去掉浴巾和纸尿裤，左手握住婴幼儿左肩及腋窝处，将婴幼儿头颈部枕在左前臂上，右手握住婴幼儿的左腿近腹股沟处，轻轻将婴幼儿放入浴盆中（臀部先入浴盆），再在婴幼儿胸腹部搭上小毛巾。婴幼儿入浴盆后，照护员松开右手，保持左手握持，让婴幼儿头微微后仰。照护员用右手清洗婴幼儿上身，再涂抹沐浴液。遵循“从上而下，先前身再后背”的原则，依次清洗颈下、胸部、腹部、上肢、腋下、下肢、腹股沟、会阴等，边洗边冲净沐浴液。洗后背时，照护员右手从婴幼儿前方握住其左肩及腋窝处，使其头颈部俯于照护员右前臂，左手依次清洗婴幼儿后颈、背部、臀部、下肢等部位，边洗边冲净沐浴液。

【注意事项】

（1）入盆后，浴盆中的水不能没过婴幼儿的胸部。

(2)新生儿要注意保持脐部清洁、干燥。纸尿裤不要覆盖在脐部上方,若发现脐部有脓性分泌物或渗血,应立即送往医院就诊。

(3)在清洗婴幼儿会阴处时,应由尿道口向阴茎或阴唇方向擦洗,防止细菌向尿道口传播。

步骤六:擦干全身。

【具体方法】

照护员采取正确的抱姿,将婴幼儿从浴盆中抱出,放在铺有干净浴巾的操作台面上,用浴巾包裹住婴幼儿并擦干其身上的水,尤其注意耳后及皮肤褶皱处。检查一下婴幼儿外耳道和鼻腔,若有余水,可用无菌棉签轻轻蘸干。

【注意事项】

(1)若婴幼儿鼻腔中有分泌物,照护员可用无菌棉签蘸水后轻轻伸入其鼻腔内侧顺时针旋转,再取出棉签。

(2)若婴幼儿耳朵里有耵聍,正常情况下不用特意清理。若沐浴时,有水进入耳道内,要及时用无菌棉签进行清理。

步骤七:穿衣。

【具体方法】

照护员快速给婴幼儿穿纸尿裤、穿衣。

【注意事项】

穿衣时动作轻柔,避免拉伤婴幼儿。

(二)淋浴

步骤一:浴前准备。

【具体方法】

照护员指导和帮助幼儿脱衣服,并让幼儿将衣服放在固定位置,袜子放在鞋子里。幼儿穿拖鞋进入浴室。

步骤二:洗头。

【具体方法】

撩水将幼儿头发淋湿,取适量洗发液于掌心轻轻揉洗幼儿头皮,再用清水洗净头发。给幼儿洗头时,提醒幼儿闭眼、弯腰、低头,防止洗头水进入眼睛。

步骤三:洗身体。

【具体方法】

给幼儿洗身体时,提醒幼儿抬头,将其身体淋湿,依次清洗颈下、胸部、腹部、上肢、腋下、下肢、腹股沟、会阴等处。提醒幼儿转身,再依次清洗后颈、背部、臀部、下肢、腘窝、脚踝等处,边洗边冲。再让幼儿转身,给幼儿洗脚。最后将沐浴液抹在幼儿全身,将身体冲洗干净。

步骤四:擦干身体,穿衣,必要时测体重、量身高,安置好幼儿。

四、评价

(1)操作熟练,动作规范。

(2)能正确实施盆浴、淋浴操作步骤。

(3)照护员态度温和,操作过程中动作轻柔,婴幼儿无不适感。

(4)照护员与婴幼儿之间有良好的沟通和互动。

任务分析

(1)沐浴一般可分为盆浴和淋浴。2岁以内婴幼儿通常选择盆浴,2岁以后的幼儿可选择淋浴。

(2)沐浴时间根据婴幼儿实际情况而定,但应尽量避免婴幼儿太饱、太饿或太疲惫时沐浴,整个沐浴时间不宜太长,5~10分钟为宜。

(3)沐浴时观察婴幼儿全身情况,防止受凉、烫伤、摔伤等意外事故发生。

(4)沐浴时选用儿童专用中性肥皂或沐浴液,清洗脸部时用清水即可。

学习支持

一、婴幼儿沐浴的目的

清洁皮肤,促进皮肤排泄和散热,预防皮肤感染;促进血液循环,有利于新陈代谢和体温调节;活动肌肉和肢体,使婴幼儿舒适;改善皮肤的触觉能力和对温度的感知能力,提高对环境的适应能力;便于照护员观察婴幼儿的全身情况。

二、婴幼儿沐浴禁忌证

(1)婴幼儿存在发热、咳嗽、流涕、腹泻等不适。

(2)婴幼儿皮肤损伤,或患有肺炎、缺氧、呼吸衰竭、心力衰竭等严重疾病时。

(3)婴幼儿疫苗接种24小时内。

三、婴幼儿沐浴时常见并发症及防范措施

(一)吐奶

(1)在吃奶前或吃奶后1小时进行盆浴,防止婴幼儿吐奶。

(2)照护员动作要轻柔。

(3)如发生吐奶,让婴幼儿侧躺并及时清理口鼻呕吐物,防止误吸。

(二)受凉

(1)沐浴前调节合适的室温及水温。

(2)沐浴时间不可过长,动作轻快,注意保暖。

(三)烫伤

(1)水温合适,不宜过高。

(2)盆浴时先放冷水,再加热水,沐浴中途如要加水,不可直接添加过热的水。

四、婴幼儿常见皮肤病

(一)湿疹

湿疹病因复杂,主要是由过敏因子引起。许多物质容易诱发或加重过敏,如食物中的蛋白、化学食品、花粉等。婴幼儿皮肤角质层薄,毛细血管丰富,容易出现湿疹,主要表现是瘙痒、皮疹、红肿,好发于面颊部,颈部、腋下、腹股沟等褶皱处。

(二)痱子

痱子是皮肤汗腺开口部位的轻度炎症。夏天气温高,出汗多,使表皮浸软,污垢堵塞汗腺口,形成痱子。痱子会引起患儿皮肤瘙痒,搔抓后易感染细菌形成痱毒,多见于肥胖儿童。

(三)尿布疹

尿布疹由尿液或粪便长时间刺激皮肤所致,多见于1岁前的儿童。多出现在新生儿的肛门附近,表现为臀部、会阴部等处皮肤发红,继而出现红斑,较重时发生糜烂、溃疡。

任务评价

学习评价

主题	内容	优秀	良好	一般	较差	很差
学习态度	能准时参加全部课程,按时提交作业,及时查阅教师上传的学习材料	5	4	3	2	1
专业知识	掌握婴幼儿沐浴的正确方法	5	4	3	2	1
研讨精神	积极参与讨论,对其他人的发言能进行合理的分析和提出见解	5	4	3	2	1
团队协作	能很好地融入课堂小组讨论,共同推进学习进程	5	4	3	2	1
沟通交流	能够清晰准确地表达自己的观点,与他人交流时态度语气恰当	5	4	3	2	1
人文素养	能够关注医学人文知识,有意识地树立职业精神	5	4	3	2	1
信息素养	会检索常见的医学专业文献数据库,主动阅读医学文献	5	4	3	2	1
实践应用	能帮助婴幼儿进行沐浴,使其保持身体清洁与健康,并能指导家长	5	4	3	2	1
自我小结						

企业评价

评价内容		评价标准	分值
评估（10分）	被照护者	1.皮肤状况、日常沐浴习惯	2
		2.心理情况、配合程度	2
	环境	温度适宜、关闭门窗、地面防滑	2
	照护员	着装整洁，指甲修剪整齐，取下饰物，清洁并温暖双手	2
	物品	用物准备齐全、放置合理	2
计划（2分）	预期目标	口述目标：婴幼儿积极配合沐浴，心情愉悦，无并发症发生	2
实施（78分）	沐浴前准备	1.调节室温和水温	2
		2.评估婴幼儿全身情况，脱婴幼儿衣裤动作娴熟，用浴巾包裹婴幼儿全身，口述评估情况	2
	沐浴	1.清洗头面部时抱姿正确，婴幼儿安全	3
		2.面部清洗方法正确，动作轻柔	10
		3.防止水流入耳道方法正确	8
		4.头发清洗方法正确，及时擦干	8
		5.将婴幼儿抱回操作台，解开浴巾	3
		6.清洗身体时抱姿正确，换手时动作熟练，婴幼儿安全	3
		7.按顺序擦洗婴幼儿全身，沐浴液冲洗干净，动作轻柔、熟练，婴幼儿安全	10
		8.及时将婴幼儿抱起放于操作台上，迅速用浴巾拭干水	3
	沐浴后处理	1.婴幼儿脐部护理正确	8
		2.给婴幼儿换纸尿裤、穿衣服方法正确，动作熟练	8
		3.将婴幼儿安置妥当，并告知家属沐浴后的注意事项	5
		4.垃圾分类处理正确	2
		5.及时清洗、消毒双手，记录婴幼儿沐浴情况	3
评价（10分）		1.操作规范，动作熟练	2
		2.操作过程中注意保暖	2
		3.操作过程中注意保持水温	3
		4.操作过程中用物清洁	3
总分			100

任务二
婴幼儿手部清洁

任务描述

3岁的童童正在画画，两只手上都沾有水彩笔颜料。此时正是吃午饭时间，童童跑向餐桌用手拿了一块平时最喜欢吃的小蛋糕，吃完小蛋糕后还不忘舔了一下自己的手。

(1)分小组进行讨论，完成工作表单2。

(2)请为童童进行手部清洁。

工作表单2

婴幼儿常用手来探索世界，手部清洁尤为重要，照护员要帮助婴幼儿保持手部清洁。洗手，作为保持手部清洁方法之一，是生活中必不可少的部分。它可以去除手部绝大多数细菌，对保证身体健康发挥着重要的作用。

小组讨论：请问童童的行为是否符合手部卫生要求？作为照护员应该如何规范婴幼儿的用手卫生？

手部卫生清洁要求：

任务准备

名称	条件	要求
环境准备	宽敞、明亮的房间	干净、整洁、温湿度适宜
设施准备	洗手池一个；毛巾一条，擦手巾一张；七步洗手法示意图一套；幼儿脚踏矮凳一张	脚踏矮凳无损坏、松动
物品准备	签字笔一支，记录本一本；消毒剂	准备齐全，物品清洁、无损坏，消毒剂在有效期内
人员准备	照护员具备帮助婴幼儿洗手的理论知识和操作技能，并能指导家长	照护员着装整洁，取下饰物，指甲修剪整齐，洗净双手
	被照护者情绪平稳，能够配合操作	

操作流程

一、评估

（1）仔细观察婴幼儿的手部情况，手部皮肤是否完整，有无伤口、污渍，指甲是否过长。

（2）观察婴幼儿的情绪状态，评估其在操作过程中的配合程度。

（3）观察洗手间洗手池的高低、地面湿滑等情况，如发现有异常，应及时调整、处理。

（4）检查洗手液（肥皂）是否在有效期内。

二、计划

洗手操作顺利进行；婴幼儿保持手部清洁卫生，养成勤洗手的习惯。

三、实施

洗手。

步骤一：指导幼儿卷衣袖或撸衣袖。

步骤二：轻轻拧开水龙头，水流不能太大。

步骤三：将手心、手背、手腕浸湿，然后挤搓洗手液，最好搓出泡沫，使手心、手背、手指缝都能被洗手液洗到。

七步洗手法视频

【具体方法】

（1）洗手掌，两手掌心相对，手指并拢相互揉搓，搓出泡沫。

（2）洗背侧指缝，手心对手背沿指缝相互揉搓，双手交换进行。

（3）洗掌侧指缝，掌心相对，双手交叉沿指缝相互揉搓。

（4）洗指背，弯曲各手指关节，半握拳，把指背放在另一手掌心旋转揉搓，双手交换进行。

（5）洗拇指，一只手握另一只手大拇指旋转揉搓，双手交换进行。

（6）洗指尖，弯曲各手指关节，把指尖合拢在另一手掌心旋转揉搓，双手交换进行。

（7）洗手腕、手臂，揉搓手腕、手臂，双手交换进行。

步骤四：用毛巾擦干婴幼儿双手，整理用物。

【注意事项】

（1）照护员首先要洗净自己的双手。

（2）有的幼儿在洗手时需要照护员给予更多的关注。

（3）如果幼儿个子不及洗手池台面高，照护员可以让幼儿站在矮凳上，并帮助其完成洗手。

（4）如果幼儿可以灵活地使用双手，照护员应该让他们自己完成洗手环节。

(5)婴儿皮肤细嫩，皮下血管丰富，在给婴儿洗手时，照护员的动作一定要轻柔，否则容易使婴儿的皮肤受到损伤甚至发炎。

四、评价

(1)操作规范，动作熟练。

(2)能正确对婴幼儿进行手部清洁。

(3)态度和蔼，在操作过程中能关注婴幼儿情绪。

(4)与婴幼儿沟通有效，取得其配合。

任务分析

(1)婴儿期：对于较小的婴儿，照护员可以用清洁的小毛巾轻轻擦拭婴儿的手心、手背、手腕，把手指头轻轻分开，擦干净指缝里面的污垢。

(2)幼儿期：对于较大的幼儿，照护员要引导他们学习洗手的正确方法，养成餐前、餐后、便前、便后、手脏时主动洗手的习惯。

学习支持

一、洗手概述

全球洗手日

洗手是指用肥皂(或洗手液)等和流动水洗手，去除手部皮肤污垢、碎屑和部分致病菌的过程。洗手是一项简单、经济、有效地去除细菌并预防感染性疾病的方法，坚持用肥皂或洗手液等洗手，可减少婴幼儿因急性呼吸道传染病和感染性腹泻而死亡的情况。因此，掌握正确的洗手方法，特别是让婴幼儿从小养成良好的洗手习惯，是预防经手传播疾病的有效手段。照护员应该引导婴幼儿饭前便后洗手，实施洗手干预等，以纠正婴幼儿的不良洗手习惯。

二、婴幼儿精细动作发育

精细动作是指手和手指的动作。婴儿3~4个月时握持反射消失后，尝试用全手掌抓握物体；6~7个月时能独自摇摆或玩弄小物体，出现换手与捏、敲等探索性动作；9~10个月时可用拇指、食指指示物；12~15个月学会用匙，乱涂画；18个月时能叠2~3块方积木；2岁时可叠6~7块方积木，会一页一页翻书。婴幼儿常用手来探索世界，手部清洁尤为重要。

三、婴幼儿因手部卫生引发的疾病

(一)腹泻

腹泻是由多病原、多因素引起的以大便性状改变和大便次数增多为特点的消化道综合征，严重者可引起水电解质平衡紊乱及酸碱平衡紊乱，是我国婴幼儿最常见的疾病之一，6个月至2岁婴幼儿多见，1岁以内发病约占半数，是导致婴幼儿营养不良、生长发育障碍甚至死亡的主要原因之一。

(二)流感

流行性感冒简称流感，是流感病毒引起的一种急性呼吸道疾病，属于丙类传染病。流感在我国以冬春季多见，临床表现以高热、乏力、头痛、咳嗽、全身肌肉酸痛等全身中毒症状为主，而呼吸道症状较轻。据世界卫生组织估计，每年季节性流感在全球可导致300万~500万重症病例，29万~65万人死亡，5岁以下的儿童是重症流感的高危人群，尤其是2岁以下儿童的风险最高，6个月以下的婴儿住院率和死亡率最高。

(三)手足口病

手足口病是由肠道病毒引起的常见急性传染病，主要表现为手、足、口腔、臀部等部位的斑丘疹、疱疹，少数患儿可出现心肌炎、肺水肿、脑膜炎、脑炎、脑脊髓炎等临床表现，个别患儿可导致死亡。手足口病多发生于学龄前儿童，尤其是3岁以下儿童发病率最高。

(四)沙眼

沙眼是由沙眼衣原体感染而引起的，沙眼衣原体在睑结膜表面形成粗糙不平的外观，形似沙粒。沙眼是婴幼儿中一种常见的、慢性的、传染的眼病。

三、婴幼儿手部卫生护理

(1)随着年龄的增大，婴幼儿更喜欢动手，经常会把手放在嘴巴里，因此勤洗手对婴幼儿来说格外重要。

(2)对于较小的婴儿，照护员可用一只手将婴儿抱在怀里，或直接让婴儿平卧在床上，另一只手用洗脸毛巾蘸水轻轻擦洗婴儿手部，也可两人协助，一个人抱住婴儿，另一个人给婴儿洗手。低月龄的婴儿喜欢握紧拳头，照护员要轻轻拨开婴儿的手，轻轻擦拭婴儿的手心、手背、手腕，再用毛巾擦干。洗手时可以适当使用婴幼儿香皂。

(3)对于较大的幼儿，照护员要引导他们学习洗手的正确方法，养成餐前、餐后、便前、便后、手脏时主动洗手的习惯。在洗手过程中，可以采用洗手歌、洗手谣、洗手图等多种教育形式相结合的方式，增加幼儿洗手的乐趣；也可在洗手池张贴洗手方法宣传画，在洗手池上放置洗手用肥皂(或洗手液)，引导幼儿自己手心相对去搓肥皂(或洗手液)，当出现泡沫后，幼儿会产生浓厚的兴趣，洗手的积极性也会逐渐提高。

任务评价

学习评价

主题	内容	优秀	良好	一般	较差	很差
学习态度	能准时参加全部课程，按时提交作业，及时查阅教师上传的学习材料	5	4	3	2	1

续表

主题	内容	优秀	良好	一般	较差	很差
专业知识	掌握婴幼儿手部清洁的方法	5	4	3	2	1
研讨精神	积极参与讨论,对其他人的发言能进行合理的分析和提出见解	5	4	3	2	1
团队协作	能很好地融入课堂小组讨论,共同推进学习进程	5	4	3	2	1
沟通交流	能够清晰准确地表达自己的观点,与他人交流时态度语气恰当	5	4	3	2	1
人文素养	能够关注医学人文知识,有意识地树立职业精神	5	4	3	2	1
信息素养	会检索常见的医学专业文献数据库,主动阅读医学文献	5	4	3	2	1
实践应用	能帮助婴幼儿进行手部清洁,使其保持手部清洁与健康,并能指导家长	5	4	3	2	1
自我小结						

企业评价

评价内容		评价标准	分值
评估(15分)	被照护者	1.生命体征、意识状态	4
		2.心理情况:有无哭闹、情绪紧张等	2
	环境	干净、整洁、安全、温湿度适宜	3
	照护员	着装整齐、指甲修剪整齐、取下饰物、清洁双手	3
	物品	用物准备齐全	3
计划(5分)	预期目标	口述目标:幼儿学会洗手的正确方法,婴儿在照护员的帮助下清洗手部,使其保持手部干净,感觉舒适,预防疾病的发生	5
实施(60分)	观察情况	1.口述:观察婴幼儿手部情况,皮肤是否完整,有无伤口、污渍,指甲是否过长等	3
		2.口述:观察婴幼儿的情绪、手部卫生习惯等	2
	手部清洁	1.协助婴幼儿完成洗手	15
		2.协助婴幼儿完成擦手	15
		3.照护员每次协助完成手部清洁后须将毛巾、洗手池清洁	10
	整理记录	1.整理用物,安排婴幼儿休息或玩耍	5
		2.洗手	5
		3.记录手部清洁后的照护情况	5
评价(20分)		1.操作规范,动作熟练	5
		2.能帮助婴幼儿进行正确的手部清洁,并能指导家长	5
		3.态度和蔼,操作过程中动作轻柔,关爱婴幼儿	5
		4.与婴幼儿有效沟通,取得合作	5
总分			100

任务三 婴幼儿口腔清洁

任务描述

2岁的甜甜平时喜欢吃巧克力，但是不喜欢刷牙。近日向照护员倾诉牙疼，不想吃饭。照护员检查发现甜甜的乳牙颜色变深，牙齿表面有洞。

（1）分小组进行讨论，完成工作表单3。

（2）请为甜甜进行口腔清洁。

工作表单3

口腔清洁是指用刷牙、漱口、牙线、洗牙等方式对口腔进行清洁，是维护口腔健康的重要方式。掌握各种口腔清洁的方法及注意事项，对保护婴幼儿口腔黏膜，避免病从口入，有效预防疱疹性龈口炎、鹅口疮等口腔疾病具有重要作用。

小组讨论：请问甜甜的牙齿发生了什么情况？请简述发生此种情况的原因及预防措施。

龋齿发生的原因和预防措施：

任务准备

名称	条件	要求
环境准备	宽敞、明亮的房间	干净、整洁、温湿度适宜
设施准备	漱口台	无损坏
物品准备	压舌板、无菌棉签、消毒剂、儿童牙刷（指套牙刷）、儿童牙膏、漱口杯、毛巾、温水（30~36 ℃为宜）	用物清洁、无损坏，在有效期内
人员准备	照护员具备帮助婴幼儿进行口腔清洁的理论知识和操作技能，并能指导家长	照护员着装整洁，首饰取下，双手清洁
	被照护者情绪平稳，能够配合操作	生命体征正常

操作流程

一、评估

（1）观察婴幼儿口腔黏膜的颜色、湿润度、完整性等，评估牙龈是否有红肿、溃疡，牙齿是否有颜色的改变、龋洞等，并对婴幼儿口腔的整体清洁度做出评估。

（2）观察婴幼儿情绪是否稳定及身体状况是否良好，评估其在操作中的配合度。

（3）询问婴幼儿日常的口腔卫生习惯，评估家长的养育行为是否对婴幼儿的口腔健康造成影响。

二、计划

口腔清洁操作顺利进行；帮助婴幼儿养成良好的口腔卫生习惯。

三、实施

（一）漱口

婴幼儿使用牙刷前，首先要学会漱口。漱口是利用液体含漱清除口腔中部分乳渣或食物残渣，是保持口腔清洁的简便易行的方法之一。

【具体方法】

将温水或清水含在口内，闭口，鼓动两腮，使口中的水与牙齿、牙龈肌肉、口腔黏膜表面充分接触，利用水的力道反复冲洗口腔内的各个部位，持续2~3分钟，反复2~3次，使牙齿表面、牙缝和牙龈等处的乳渣、食物碎屑得以彻底清除。

【注意事项】

（1）漱口水选用温水和清水为宜，谨慎使用含氟水漱口，因为婴幼儿经常发生误咽。

（2）漱口不能替代刷牙，因为它不具有清除部分牙菌斑的作用。

（3）漱口时口腔内液体应适量，以免发生呛咳。

（二）刷牙

刷牙是控制牙菌斑的基本方法，其目的是清除牙面和牙间隙的菌斑、软垢与食物残屑，减少口腔细菌和其他有害物质，预防口腔疾病的发生。同时通过刷牙给予牙周组织以适当的按摩刺激，促进牙龈组织的血液循环，促进牙周组织的新陈代谢，增强牙龈组织的抵抗力。

步骤一：将牙刷放在温水中浸泡1~2分钟，使刷毛变得柔软。

步骤二：取适量牙膏置于牙刷上（黄豆粒大小即可），刷牙。

【具体方法】

（1）先刷上下前牙唇侧，上牙由上往下刷，下牙由下往上刷。

（2）再刷上牙前腭、下前牙舌侧。

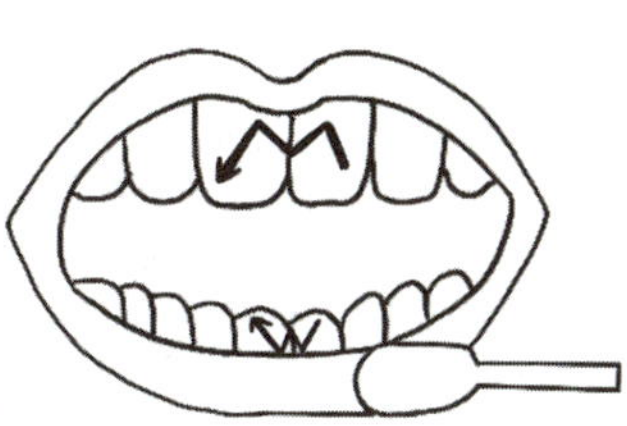

图 3-3-1　刷上牙唇侧

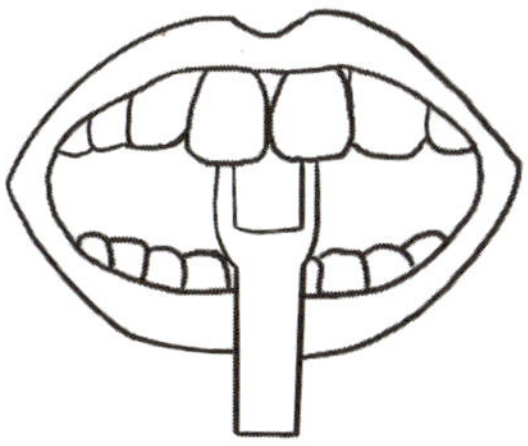

图 3-3-2　刷上牙前腭

(3)然后刷上下后牙颊侧和舌侧(上牙由上往下刷,下牙由下往上刷)。

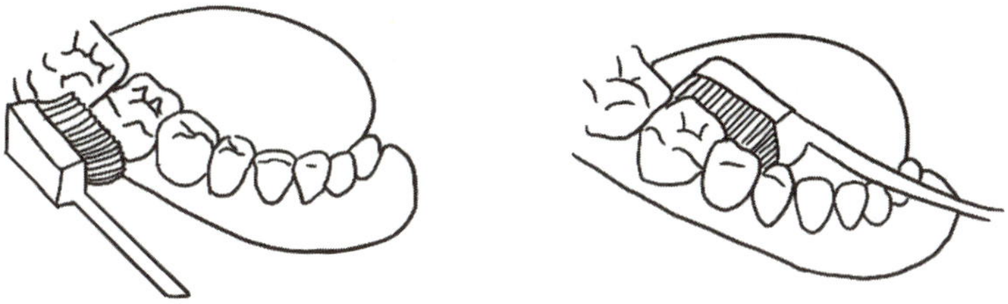

图 3-3-3　刷上下后牙颊侧和舌侧

(4)最后刷上下牙咬合面。

步骤三:协助幼儿用水漱清口中的牙膏沫,用毛巾拭去嘴边的水滴。

步骤四:洗净刷牙用具,整理用物,洗手。

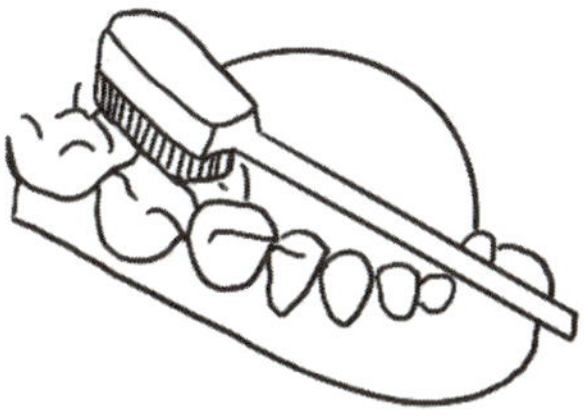

图 3-3-4　刷下牙咬合面

【注意事项】

(1)刷牙的重点部位在牙的邻面、牙龈沟和牙冠颈 1/3 处。

(2)勿使用拉锯式横刷法,以免损伤牙龈和乳牙。

(3)刷牙时间为 2~3 分钟/次,每天至少早晚 2 次,饭后亦可进行。

(4)尽量选用不含氟或含氟量低的幼儿专用牙膏。幼儿吞咽反射机能尚不健全,并且手操作能力发育不完善,含漱技巧未完全掌握,刷牙时可能误吞牙膏,从而导致氟牙症的发生。

氟牙病

(5)保持牙刷清洁干燥,建议每 3 个月更换一次,以防细菌滋生,影响口腔卫生。

四、评价

(1)操作规范,动作熟练。

(2)能正确实施口腔清洁操作步骤。

(3)态度和蔼,在操作过程中能关注婴幼儿情绪。

(4)能与婴幼儿进行有效沟通,使其配合。

任务分析

(1)婴儿期:婴儿出生至1岁,口腔清洁保健工作十分必要。婴儿6个月左右乳牙开始萌出后,需合理开展清洁口腔的工作。在此阶段,可通过指套牙刷,或者在手指上缠上湿润的纱布,轻柔地按摩婴儿的牙龈组织以及牙面,使得食物残留能够被有效清除,亦可促进乳牙萌出。此阶段不提倡使用牙膏。婴儿年龄过小,牙膏产生的泡沫容易被误吞引起不适。

(2)幼儿期:1~3岁,此时幼儿的饮食已逐渐向家庭普通膳食过渡。由于摄入食物种类的多样化,此阶段正是致龋菌在幼儿口腔内部定植的时间,是预防龋齿的重要阶段。这一阶段需引导幼儿进行刷牙,学会正常漱口之后,可使用幼儿专用牙膏。

学习支持

一、口腔清洁概述

口腔清洁是指用刷牙、漱口、牙线、洗牙等方式对口腔进行清洁,是维护口腔健康的重要方式。婴幼儿口腔清洁非常重要,有利于保护口腔黏膜,避免病从口入,从而有效地预防疱疹性口腔炎、鹅口疮等口腔疾病。

二、婴幼儿口腔发育及特点

(一)口腔黏膜特点

婴幼儿的口腔黏膜柔嫩且较干燥,血管丰富,唾液腺发育不够完善,唾液分泌较少,如果护理不当,不仅易发生口腔疾病,也可能导致消化道疾病和全身性疾病,损害健康。3~4个月时婴儿唾液分泌开始增加,5~6个月时明显增多,但由于口底浅,又不能及时吞咽所分泌的全部唾液,因此常发生生理性流涎。

(二)乳牙萌出特点

婴幼儿一般在4~10个月乳牙开始萌出,2岁到2岁半出齐,13个月后仍未出牙者可视为异常。乳牙萌出的顺序见图3-3-5。

出牙是一个生理过程,个别婴幼儿会伴有不适,如低热、短暂的睡眠不安、流涎等。佝偻病、营养不良、甲状腺功能减退症、21-三体综合征等患儿出牙延迟,牙质欠佳。

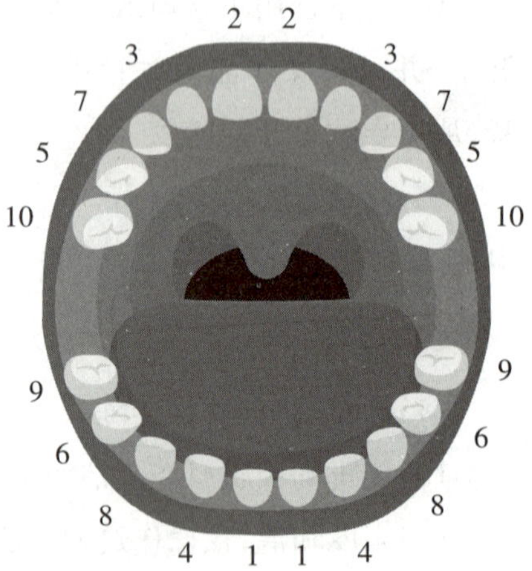

图3-3-5 乳牙萌出顺序

三、婴幼儿常见的口腔疾病

(一)龋病

龋病又名虫牙,是最常见的婴幼儿口腔疾病。属细菌感染性疾病,病原体多数是变形链球菌和乳酸杆菌。致龋菌附着在牙面上,利用碳水化合物中的糖产酸,使牙齿脱矿导致龋坏,可继发牙髓炎和牙周炎,甚至形成龋洞,最终牙冠被完全破坏而消失,阻碍发音、咀嚼等功能发育。

(二)疱疹性龈口炎

疱疹性龈口炎由单纯疱疹病毒感染引起,感染性强,在卫生条件差的家庭和托育机构容易传播。婴幼儿起病时发热,体温达 38~40 ℃,1~2 天后颊黏膜、牙龈、舌、口唇及口周皮肤出现单个或成簇的黄白色小疱疹,周围有红晕,迅速破溃后形成浅溃疡,上面覆盖黄白色纤维素性渗出物。

(三)鹅口疮

鹅口疮又名雪口病,感染念珠菌属所致,多见于新生儿,营养不良、腹泻、长期应用广谱抗生素或糖皮质激素的婴幼儿。易引发内源性感染,患鹅口疮的婴幼儿同时会伴有真菌性腹泻等。起病时口腔黏膜表面出现白色或灰白色凝乳块样小点或小片状物,不易拭去,强行擦拭剥离后,局部黏膜潮红、粗糙,可伴有溢血。

四、婴幼儿口腔卫生护理

(一)保持口腔清洁

纠正婴幼儿不良习惯,如吮指、咬指甲、啃玩具等,引导其养成进食后漱口、早晚刷牙的良好卫生习惯,保持口腔黏膜湿润和清洁。对流涎者及时清除流出物,保持口唇周围皮肤干燥、清洁,避免引起皮肤湿疹及糜烂。

患鹅口疮的婴幼儿宜用2%~4%碳酸氢钠溶液清洗口腔;患疱疹性龈口炎的婴幼儿可用3%过氧化氢清洗。口腔清洗每日 2~3 次,以餐后 1 小时左右为宜,动作应轻、快、准,以免引起呕吐。

(二)保证营养摄入

婴儿期:坚持规律哺乳,避免长时间吮吸而引起颌骨发育不良和口腔感染;及时添加辅食(4~6 个月开始),培养婴儿咀嚼能力,刺激乳牙萌出,亦可促进颌骨生长,锻炼咀嚼肌的功能。

幼儿期:合理安排幼儿膳食,保证营养摄入均衡,尤其是对牙齿发育有益的蛋白质、钙、磷、维生素 D 等营养物质应充分供给;对牙齿、口腔健康不利的糖果、糕点等甜食应减少或控制供给。此外,应培养幼儿良好的饮食习惯,不偏食、挑食,多吃含纤维素的蔬菜、水果,以增加对牙面的清洁作用;少吃零食,睡前不吃甜食等。

(三)定期口腔检查

婴儿第一颗乳牙萌出后,建议在6~12月龄检查一次口腔,此后每隔半年检查一次,以便及早发现和纠正父母日常照护中不利于婴儿口腔健康的行为。做到发现问题及时解决,有病早治,无病早防,降低口腔疾病的发病率,以确保婴幼儿口腔及身体健康。

任务评价

学习评价

主题	内容	优秀	良好	一般	较差	很差
学习态度	能准时参加全部课程,按时提交作业,及时查阅教师上传的学习材料	5	4	3	2	1
专业知识	掌握婴幼儿口腔清洁的方法	5	4	3	2	1
研讨精神	积极参与讨论,对其他人的发言能进行合理的分析和提出见解	5	4	3	2	1
团队协作	能很好地融入课堂小组讨论,共同推进学习进程	5	4	3	2	1
沟通交流	能够清晰准确地表达自己的观点,与他人交流时态度语气恰当	5	4	3	2	1
人文素养	能够关注医学人文知识,有意识地树立职业精神	5	4	3	2	1
信息素养	会检索常见的医学专业文献数据库,主动阅读医学文献	5	4	3	2	1
实践应用	能指导和帮助婴幼儿进行口腔清洁,使其保持口腔清洁与健康	5	4	3	2	1
自我小结						

企业评价

评价内容		评价标准	分值
评估(15分)	被照护者	1.生命体征、意识状态	4
		2.心理情况:有无哭闹、情绪紧张等	2
	环境	干净、整洁、安全、温湿度适宜	3
	照护员	着装整齐、指甲修剪整齐、取下饰物、清洁双手	3
	物品	用物准备齐全	3
计划(5分)	预期目标	口述目标:婴幼儿学会正确漱口、刷牙的方法,感觉舒适,预防口腔疾病的发生	5

续表

评价内容		评价标准	分值
实施（60分）	观察情况	1.口述：观察婴幼儿口腔黏膜、牙龈、牙齿的情况	3
		2.口述：观察婴幼儿的情绪、口腔卫生习惯等	2
	口腔清洁	1.协助婴幼儿完成漱口	15
		2.协助婴幼儿完成刷牙	15
		3.照护员每次协助完成口腔清洁后，须清洁漱口杯、牙具	10
	整理记录	1.整理用物，安排婴幼儿休息或玩耍	5
		2.洗手	5
		3.记录口腔清洁后的照护情况	5
评价（20分）		1.操作规范，动作熟练	5
		2.能指导和帮助婴幼儿完成口腔清洁	5
		3.态度和蔼，操作过程中动作轻柔，关爱婴幼儿	5
		4.与婴幼儿有效沟通，取得合作	5
总分			100

任务四
婴幼儿用眼卫生

任务描述

一岁的笑笑昨日由奶奶带去公园玩耍，今早起床后照护员发现笑笑左眼眼部微红，眼睑稍肿胀，黄色分泌物增多，结膜充血。

（1）分小组进行讨论，完成工作表单4。

（2）请为笑笑进行眼部清洁。

工作表单4

婴幼儿眼睛是容易感染细菌的地方，作为照护员平时应多留意，尤其需要注意婴幼儿眼部卫生和安全。当婴幼儿眼睛分泌物过多时，要及时擦拭、清洁，保持眼部干净卫生；定期检查婴幼儿视力，培养良好的用眼习惯，创建良好的采光环境，及时矫治不良视力；及早发现眼部异常，发生眼部疾病时，应及时到医院检查治疗。

小组讨论：请问笑笑的左眼发生了什么情况？请简述如何预防此类情况的发生。

如何预防眼部疾病的发生：

任务准备

名称	条件	要求
环境准备	宽敞、明亮的房间	干净、整洁、地面干燥防滑、安全、温湿度适宜
设施准备	洗漱池、流动水	水温37~39 ℃
物品准备	洗脸小毛巾、洗脸盆、梳洗镜、纸巾、签字笔、记录本、消毒剂	细软棉质小毛巾（每日清洁消毒）
人员准备	照护员具备指导和帮助婴幼儿进行洗脸、眼部清洁的理论知识和操作技能	照护员着装整洁，首饰取下，双手清洁
	被照护者情绪平稳，能够配合操作	生命体征正常

操作流程

一、评估

(1)仔细观察婴幼儿的面部清洁情况,检查婴幼儿眼睑肿胀情况,眼部分泌物颜色、分泌物是否过多等状况。

(2)观察婴幼儿的情绪状态,评估其在操作过程中的配合度。

(3)观察洗漱池的高低、地面湿滑等情况,如发现有异常,应及时调整、处理。

二、计划

眼部清洁操作顺利进行;婴幼儿主动配合,情绪愉悦。

三、实施

(一)清理分泌物

婴幼儿眼部分泌物较多可能是由结膜炎引起的。给婴幼儿清洗的工具如纱布(毛巾)、脸盆,必须经过高温消毒。

【具体方法】

将纱布(或毛巾)浸湿拧至不滴水,再用纱布(或毛巾一角)缠住食指。嘱婴幼儿闭上眼睛,轻轻擦拭其一侧眼,由内眦向外眦擦洗。在擦拭另一侧眼之前可换一块纱布,也可将纱布翻个面(或毛巾另一角)再进行擦拭。

(二)疏通鼻泪管

如发现婴幼儿常流泪,且眼角有眼屎堆积,可能是婴幼儿鼻泪管堵塞所致。照护员可先洗净双手并擦干,由下往上按,通过按摩的方式帮助婴幼儿疏通鼻泪管。如按上述操作后仍不见好转,应去医院就诊。

全国爱眼日

【注意事项】

(1)照护员操作时动作应轻柔,避免挤压眼球,并固定好婴幼儿头部。

(2)注意保护健眼,先擦健眼,再擦患眼。

(3)婴幼儿物品专人专用,用过的棉签、纱布、治疗巾等集中放置,毛巾每次使用后要清洗,每日消毒。

(4)必要时遵医嘱使用眼药水。在用药前,先将药瓶对着光线仔细观察,如有絮状物或药液混浊均不可用。已开瓶的眼药水保质期一般为1个月。

(5)滴眼药水时,瓶口距眼球保持3 cm左右的安全距离,防止瓶口擦伤、划伤角膜。

四、评价

(1)操作规范,动作熟练。

(2)能正确实施眼部清洁操作流程。

(3)态度和蔼,在操作过程中能关注婴幼儿情绪。

(4)能与婴幼儿进行有效沟通,使其配合。

任务分析

(1)婴儿期(包含新生儿期):胎儿在娩出的过程中,要经过母亲的产道。母体的产道中存在着一些细菌,新生儿在娩出过程中,眼睛可能会被细菌感染,引起眼角炎症及眼内炎症。因此,新生儿出生后,要注意其眼周皮肤的清洁,可以每天用药棉浸温开水、生理盐水拭洗其眼角,由里向外,切记不要用手拭抹。如果发现眼部分泌物多或是眼睛发红,待擦净后根据病情遵医嘱滴眼药。婴儿要有专用的毛巾,在每次洗脸时,先擦洗眼睛。

(2)幼儿期:指导并教会幼儿用毛巾进行正确的眼部清洁,在擦拭眼部时由内眦向外眦擦洗。平时引导幼儿注意用眼的时间不宜过长,如看电视、弹琴看谱、引线穿珠等都会引起视觉疲劳,宜控制在半小时左右,然后让幼儿望望远处的绿树或做眼保健操;教会幼儿看书或画画时保持正确的姿势,不可趴在桌上,或将胸部紧压桌缘,或歪着身子扭着头;指导幼儿预防眼外伤以及眼部传染病。3岁前不建议婴幼儿使用电子产品。

学习支持

一、婴幼儿眼睛的护理

婴幼儿的眼睛和身体其他部位一样时刻处在生长发育中。新生儿视力发育还不完善,只能看到模糊的影像,对颜色的区分也仅限于黑白两色;在半岁左右,婴儿开始能识别色彩。新生儿刚出生时,眼睛分泌物较多,作为照护员应注意新生儿眼睛的护理。

二、婴幼儿视力发育特点

婴幼儿视力发育漫长而复杂,在发育期间任何外界或者自身有害因素都会对视力造成不良影响。0~3岁是婴幼儿视力发育的关键时期,照护员尤其应该关注婴幼儿视力的发育。照护员应熟悉3岁以内婴幼儿的视力发育特点,警惕可能出现的异常。

(一)新生儿时期

婴儿刚出生时,就对外界有视觉反应,但只能看清15~20 cm距离的物体,所以新生儿能感觉到眼前的人或物,如妈妈的脸、眼前的物品等。在这个时期,婴儿眼部尚不能对物体有很好的追随运动,但对光有了很好的反应。从妈妈的肚子里初到光明的世界，婴儿常常会有很强的嗜光性，特别是在黑暗的夜晚。但这时婴儿眼球的结构发育还没有完善，强光往往会造成视网膜，特别是影响视力的关键部位——黄斑的损伤，从而影响日后视力的发育，还容易造成散光。

（二）1~3个月

婴儿满月后，开始具有初级的注视与两眼固视的能力，不过无法持续太久，眼球容易失去协调。这期间，大多数婴儿的视觉可以慢慢地发育，并平稳地跟随运动的物体。如果一个1~3个月的婴儿还不能追视父母的脸或者眼前的物体，则需要进行眼病和大脑方面的检查，排除眼源性或者中枢源性视力发育迟缓。

（三）4~6个月

4~6个月的婴儿视网膜和黄斑结构已进行初步发育，能有远近感觉，并开始建立立体感。所以，这个时期的婴儿如果出现视力异常，可以表现为歪头、斜视、眯眼等异常症状。如果发现上述症状，建议尽早到医院就诊。

（四）7~12个月

6个月以后，婴儿两眼可以对准焦点，开始使用调节功能来使自己看清楚物体。所以，这一时期如果婴儿长期盯住眼前的物体或者刺激性过大的视标，如强光、电视、电脑、手机，容易出现斜视或者视力异常。

（五）13~36个月

13~36个月幼儿的视力发育标准能达到0.1~0.6，这个时期各种视觉功能开始建立和完善，但也是弱视、斜视、屈光不正的高发时期。这个时期，幼儿的色彩视、双眼立体视、对比敏感视和手脑眼协调运动基本发育，所以，一个拥有正常视功能的幼儿，眼睛的发育和功能可以达到成年人的70%。因此，对于这个阶段的幼儿，照护员不仅仅要关注其单纯的视力发育，还要关注其屈光、眼部结构、双眼视和高级视功能的发育情况。

三、婴幼儿常见眼科疾病

（一）急性结膜炎

急性结膜炎即常说的“红眼病”，是细菌通过直接或间接接触而传染的疾病。该病发病急，双眼可同时发病或先后发病，通常3~4天达高峰，整个病程为7~14天，自然病程少于3周。症状表现：眼睛分泌物多，开始为液体，后逐渐变为黏液，早晨起床时分泌出的眼屎常把睫毛粘住，严重时甚至睁不开眼睛；结膜充血，翻开眼皮能看到在眼球与下眼皮之间的位置有非常明显的红红的一片，有时在结膜表面形成一层灰白色的假膜；眼睛又痒又涩，怕光、流泪。

(二)过敏性结膜炎

灰尘、花粉、睫毛,甚至是小飞虫,都会刺激婴幼儿的眼睛引起不适,严重的导致结膜发炎,这就是过敏性结膜炎。症状表现:眼睛发红、发痒,但没有沙砾感,同时伴有流鼻涕、鼻塞等症状。

(三)倒睫

倒睫是婴幼儿常见的一种眼病,其发病率在眼病中居第二。眼睑也就是眼皮。如果婴幼儿比较胖,眼皮上的脂肪就多,眼皮边缘较厚,容易使睫毛向内倒卷,造成倒睫。从侧面观察便能发现,患儿闭眼时睫毛会扫到眼球。婴幼儿的睫毛通常纤细柔软,因此不会对眼睛造成很大的损伤。但如果婴幼儿的睫毛又粗又短,就可能会带来麻烦。症状表现:眼睛发红,结膜充血,怕光流泪;婴幼儿因为眼睛受到刺激而不断揉眼睛,容易继发感染,导致眼角膜损伤。

(四)斜视

斜视有外斜视与内斜视之分,婴幼儿的斜视以内斜视居多,俗称"斗鸡眼",是常见眼病之一。症状表现:婴幼儿看东西时双眼的视线不一致,眼球无法向同一方向转动,是斜视的明显症状。

(五)弱视

患有弱视的婴幼儿,表面看上去很正常,眼部检查也无器质性病变,但其实有一只眼睛或双眼的视力不良,即使是矫正后的最佳视力,也达不到相应年龄的视力标准。症状表现:患儿看不清东西,看东西时歪头、眯眼;部分患儿空间视觉发育不全甚至缺失,无法正确判断深度,学步时期走路总是容易摔倒,走得磕磕绊绊。

四、婴幼儿眼部卫生护理

(一)保持眼部清洁

婴幼儿的盥洗用品,包括毛巾、脸盆和洗涤剂等,应当单独配备,不与家人混用。每天洗脸时注意做好婴幼儿眼睛的清洁护理,擦拭的毛巾要选择质地柔软的毛巾。照护员用流动水清洁双手后,将无菌棉球或小毛巾在温开水中浸湿拧干,用手捏住棉球或用毛巾一角包住食指从内眼角向外眼角轻轻擦拭,换另一个无菌棉球或毛巾另一角擦拭另外一只眼睛。婴幼儿专用的毛巾和脸盆一定要定期用开水烫过。若婴幼儿眼睛出现红肿且眼屎过多,警惕结膜炎的发生,应当及时就医,根据医嘱用药,并注意不让婴幼儿用手去揉眼睛,以防手上的细菌进入眼睛。

(二)保证营养摄入

婴幼儿的眼睛正处于发育阶段,需要丰富的营养。各种维生素对婴幼儿的视力发育影响不同。维生素A缺乏时，会引起夜盲症，还可能导致视神经损伤，严重时还会引起泪腺萎缩，泪液分泌减少，眼睛干燥及角膜水肿、混浊，乃至角膜穿孔失明；维生素B1缺乏时，会引发一系列功能障碍，从而引发视神经炎；维生素B2缺乏时，会使组织呼吸减弱及代谢功能减退，从而发生结膜炎、角膜炎，甚至还可引发白内障；维生素C缺乏时，也能引发白内障。所以，平日除了要注意婴幼儿用眼卫生外，还要培养婴幼儿合理的饮食习惯，保持营养均衡。少吃糖果和含糖分高的食物，补充富钙食物，少吃精米、白面，多吃糙米、粗面，限制高蛋白、动物脂肪和精制糖类食品的摄入，减少身体铬的排出；同时，消除婴幼儿偏食的不良饮食习惯，多吃动物肝脏、蛋类、牛奶、虾皮、豆类、瘦肉、蘑菇等。

任务评价

学习评价

主题	内容	优秀	良好	一般	较差	很差
学习态度	能准时参加全部课程，按时提交作业，及时查阅教师上传的学习材料	5	4	3	2	1
专业知识	掌握婴幼儿眼部清洁的方法	5	4	3	2	1
研讨精神	积极参与讨论，对其他人的发言能进行合理的分析和提出见解	5	4	3	2	1
团队协作	能很好地融入课堂小组讨论，共同推进学习进程	5	4	3	2	1
沟通交流	能够清晰准确地表达自己的观点，与他人交流时态度语气恰当	5	4	3	2	1
人文素养	能够关注医学人文知识，有意识地树立职业精神	5	4	3	2	1
信息素养	会检索常见的医学专业文献数据库，主动阅读医学文献	5	4	3	2	1
实践应用	能指导和帮助婴幼儿卫生用眼，使其保持眼部清洁与健康	5	4	3	2	1
自我小结						

企业评价

评价内容		评价标准	分值
评估（15分）	被照护者	1.生命体征、意识状态	4
		2.心理情况：有无哭闹、情绪紧张等	2
	环境	干净、整洁、安全、温湿度适宜、地面湿滑情况	3
	照护员	着装整齐	3
	物品	用物准备齐全	3

续表

评价内容		评价标准	分值
计划（5分）	预期目标	口述目标：婴幼儿双眼清洁，卫生良好；保护已患结膜炎的婴幼儿健眼不被感染；婴幼儿能正确进行眼部清洗护理，感觉舒适，预防眼部疾病的发生	5
实施（60分）	观察情况	1.口述：观察婴幼儿眼部卫生情况，有无红肿、充血，是否有分泌物，如有分泌物观察分泌物的颜色、量	3
		2.口述：观察婴幼儿的情绪、个人卫生习惯等	2
	眼部清洁	1.协助婴幼儿完成眼部清洁	20
		2.照护员根据情况给婴幼儿或家属进行科学的用眼宣教	5
		3.照护员每次协助完成面部清洁后需将洗脸盆、毛巾等进行清洁	15
	整理记录	1.整理用物，安排婴幼儿休息或玩耍	5
		2.洗手	5
		3.记录面部清洁后的照护情况	5
评价（20分）		1.操作规范，动作熟练	5
		2.能指导和帮助婴幼儿进行眼部清洁	5
		3.态度和蔼，操作过程中动作轻柔，关爱婴幼儿	5
		4.能与婴幼儿进行有效沟通，使其配合	5
总分			100

项目小结

婴幼儿身体清洁情况与疾病的发生有着密切的关系，做好婴幼儿身体清洁是预防婴幼儿常见疾病的有效措施。本项目主要介绍了婴幼儿沐浴、手部清洁、口腔清洁、眼部清洁等的方法和注意事项。在学习以上内容时，应学会关心和爱护婴幼儿，耐心地培养其正确的卫生习惯，预防疾病的发生，促进婴幼儿身心健康。

思考练习

1.简述婴幼儿沐浴的禁忌证。

2.简述为婴幼儿洗手之前需要评估的内容。

3.简述婴幼儿口腔卫生护理。

4.简述为婴幼儿进行眼部清洁的过程中的注意事项。

项目四

婴幼儿喂养与照护

项目目标

1. 掌握婴幼儿奶瓶喂养正确方法、辅食添加原则及辅食制作方法。

2. 能帮助婴幼儿养成良好的饮食习惯，并能指导家长。

3. 培养发现问题和解决问题的能力，以及对照护对象具有良好的耐心和责任心。

学习重难点

学习重点：

1. 掌握母乳喂养、奶瓶清洁消毒、冲调奶粉、奶瓶喂养、辅食添加、辅食制作的方法。

2. 能指导和帮助婴幼儿养成良好的饮食习惯。

学习难点：

婴幼儿喂养中的常见问题及处理。

思维导图

- 婴幼儿喂养与照护
  - 婴儿喂养方式与原则
    - 人工喂养的具体方法和注意事项
    - 母乳喂养
    - 部分母乳喂养
    - 婴儿喂养中的常见问题
    - 婴儿喂养指南
  - 婴儿辅食添加指导
    - 冲调、喂哺米粉的具体方法和注意事项
    - 添加辅食的年龄、目的、原则、方法
  - 婴幼儿辅食制作方法
    - 婴儿辅食制作流程
    - 幼儿辅食制作流程
    - 婴幼儿辅食的口味、烹调及一日膳食安排
  - 幼儿进食习惯的培养
    - 幼儿进食习惯培养的操作流程
    - 幼儿不良进食习惯形成的原因及危害

任务一
婴儿喂养方式与原则

任务描述

4个月的宝宝，因抗拒奶瓶而影响正常进食。照护员询问后了解到宝宝从出生到现在一直是妈妈母乳喂养。妈妈上班后改为奶瓶喂养，因此宝宝产生了强烈的抗拒反应。

（1）分小组进行讨论，完成工作表单1。

（2）请为宝宝进行奶瓶喂哺。

工作表单1

婴儿期，尤其是出生后最初6个月进行纯母乳喂养是儿童营养的重要基础。婴儿期喂养主要包括母乳喂养、辅助食品（以下简称“辅食”）添加及辅食营养补充、特殊情况下的喂养指导等。自婴儿6月龄开始，应及时、合理、适量且安全地添加辅食和进行辅食营养补充，以满足婴幼儿的营养需求。

小组讨论：请问案例中的婴儿为什么会抗拒奶瓶？请简述如何改善此种情况及预防措施。

如何改善婴儿抗拒奶瓶的情况及预防措施：

任务准备

名称	条件	要求
环境准备	安静、宽敞、光线柔和的房间	干净、整洁、温湿度适宜
设施准备	凳子（照护员使用）	无损坏
物品准备	奶瓶、奶嘴、奶瓶盖、配方奶粉、奶瓶夹、奶瓶刷、奶瓶清洗剂、开水壶、消毒锅	器具充分清洁、消毒
人员准备	照护员具备冲调奶粉的理论知识和操作技能，并能指导家长	照护员着装整洁，首饰取下，双手清洁
	被照护者情绪平稳，能够配合操作	生命体征正常

操作流程

一、评估

(1)观察婴儿有无哭闹,情绪是否稳定。

(2)观察环境:是否安静、温暖、舒适、整洁。

(3)询问婴儿在家的生活情况和感冒情况,评估家长的养育行为是否对婴儿的健康造成影响。

二、计划

婴儿奶瓶喂哺操作顺利进行;婴儿主动配合,情绪愉悦。

三、实施

(一)奶瓶喂哺的作用

母亲因各种原因不能喂哺婴儿时,可使用奶瓶喂哺。奶瓶喂哺便于掌握婴儿的食量,增加其他家庭成员对婴儿喂养的参与度,减轻母亲的负担,促进亲子关系。

(二)奶瓶喂哺的时间及奶量

喂奶间隔为3~4小时。2~3个月婴儿的奶量为每次100 mL左右;3~5个月婴儿为150~200 mL;5~6个月婴儿为200~250 mL。一天的总奶量不应超过1000 mL。

(三)具体步骤

1.奶具清洗消毒

母乳和配方奶中的营养非常丰富,如果暴露在空气中,不冷冻的话,非常容易变质。而且乳制品变质后可能产生细菌,如清洗不彻底,不经过高温消毒,对肠胃免疫功能还未健全的婴儿是很大的威胁。奶瓶的正确消毒方法是煮沸和蒸汽消毒。

第一步:将奶瓶中剩余奶水倒掉,将奶瓶、奶盖、奶嘴底座全部拆开,分别用清水冲洗。

第二步:滴入奶瓶清洗剂,加入适量清水并摇晃5~10秒。

第三步:用奶瓶刷刷奶瓶内壁、瓶口螺旋纹处,挤压或者揉搓奶瓶底部,再用奶嘴刷清洗奶嘴,最后检查一下奶嘴的吸孔是否通畅。

第四步:沸水消毒时加水至奶瓶等器具全部没入水中,煮沸5~10分钟,其中奶嘴煮3分钟。

第五步:消毒完后将奶瓶等器具分别用奶瓶夹夹起,倒扣在干净的桌上或奶瓶架上,沥干水分后一定要盖上奶瓶盖,防止奶嘴长时间暴露在空气中,黏附细菌和灰尘。

2. 冲调奶粉

冲调奶粉的三要点:清洁、正确及新鲜。即冲奶前照护员务必洗净双手,器具充分清洗、消毒;冲奶时放入适量的奶粉,如果是分装奶粉,则用罐内附带的小勺正确量取;余奶一定不要再喂给婴儿。具体步骤如下:

第一步:加入温开水。用水壶将饮用水煮沸5分钟,待凉至40~50 ℃后,根据所要冲调的量将水倒入消毒好的奶瓶中备用。

第二步:加入适量的奶粉。根据婴儿的月龄及产品包装上的喂哺表,用专用量勺量取适当奶粉。多出量勺上沿的奶粉要刮去,保证奶粉量准确。将正确量的奶粉加入盛有温开水的奶瓶中。

第三步:使奶粉溶解。用专用搅拌器或者轻轻左右摇动奶瓶,使奶粉溶解。

3. 奶瓶喂哺

第一步:照护员在手背上或手腕的内侧滴几滴奶,试奶温,应感觉是温的。如果感觉太凉,放在热水中加热;如果感觉太热,放在冷水中降温。

第二步:照护员给婴儿戴好围嘴,手中拿条小毛巾,随时擦掉满出来的奶。

第三步:抱着婴儿,成半直立位,碰碰婴儿靠近照护员一侧的脸颊,让婴儿转过头来。

第四步:用奶嘴碰碰婴儿的嘴唇,婴儿含住奶嘴后开始吸奶。照护员拿奶瓶要有一定的角度,使奶嘴里充满奶液,避免婴儿吸入过多的空气。

第五步:喂奶过程中,如果奶嘴扁平了,轻轻把奶嘴拉出来,让奶瓶中进一点空气。

第六步:如果喂奶过程中婴儿打瞌睡,照护员让婴儿坐起、拍嗝,然后继续喂奶。

第七步:每次喂奶后,按婴儿喜欢的方式排气拍嗝。

(四)注意事项

(1)奶瓶消毒虽然必要但并不是每次使用前后都要消毒,过于频繁的煮沸消毒会加速奶瓶、奶嘴的老化,也不利于婴儿肠道菌群的建立。对于月龄较小的婴儿,奶瓶可以每3天消毒一次,平时可以用沸水烫一下,彻底晾干。

(2)不要让婴儿独自一人躺着吸奶,容易造成窒息,也不要强迫婴儿每餐一定要喝完奶瓶里的奶,避免婴儿吐奶。

(3)照护员应将婴儿抱紧,以增加婴儿的安全感。

(4)留意奶嘴孔的大小是否合适,奶嘴孔的大小会影响奶的流量。孔太小,婴儿吸奶费劲,长时间如此会导致婴儿对吸奶失去兴趣;孔太大,奶流量过大,婴儿容易呛奶。

四、评价

(1)操作规范,动作熟练。

(2)能正确实施奶瓶喂哺。

(3)态度和蔼,操作过程中动作轻柔,关爱婴儿。

(4)与婴儿有效沟通,取得合作。

任务分析

妈妈亲喂母乳是最好的喂养方式,但当妈妈无法亲喂婴儿时,就只能使用奶瓶喂哺。通常习惯了妈妈亲喂的婴儿对奶瓶很抗拒。

(1)为避免婴儿不吃奶瓶,婴儿满月之后即可开始采取亲喂和瓶喂交替的方式,让婴儿有足够的时间适应不同的喝奶方式。除了必须给婴儿充裕的时间慢慢适应之外,刚开始转换喂哺方式时,照护员要注意采取渐进的方式,从一天一次瓶喂慢慢增加到两餐瓶喂,或是调整为白天瓶喂,晚上亲喂的方式,避免一开始就完全改成瓶喂。

(2)习惯了喝新鲜的母乳,有些婴儿会抗拒喝冷冻过的母乳。照护员在前一天先将隔天要喂的母乳冷藏回温。喝奶之前,再将冷藏解冻后的母乳倒入奶瓶,以45 ℃温水隔水加热后再给婴儿喝。此外,需注意加热的温度过高会破坏母乳营养,因此,不建议用煮沸或微波加热的方式处理母乳。

学习支持

一、喂养方式

婴儿喂养方式包括母乳喂养、部分母乳喂养及人工喂养。

二、母乳喂养

母乳是满足婴儿生理和心理发育最理想的天然食品,对促进婴儿健康的生长发育具有不可替代的作用。婴儿在出生后2小时内可按需哺喂母乳。一般健康妈妈的乳汁分泌量可满足4~6个月内婴儿营养的需要。母乳喂养是世界卫生组织向全世界推广的婴儿喂养方式。

(一)母乳成分的变化

母乳成分在产后不同时期有所不同。母乳可分为初乳、过渡乳、成熟乳和晚乳。初乳为产后4~5天内的乳汁,质略稠而带黄色,量少,每日15~45 mL,含脂肪低而含蛋白质较高，又富含微量元素及免疫物质，对新生儿的生长发育和免疫能力非常重要；产后5~14天为过渡乳，含脂肪最高而蛋白质和矿物质逐渐减少；产后14天至9个月为成熟乳，每日乳量达700~1000 mL，营养成分适当；10个月后为晚乳，各种营养成分均有所下降，量也减少。

（二）母乳喂养的优点

1.营养丰富，易于消化吸收

母乳中不仅含有婴儿生长发育所需的各种营养素，而且比例合适，易于消化吸收。

2.增进身体健康

通过母乳，婴儿能获得免疫因子，增强自身的抗感染能力，减少疾病的发生。因此，母乳喂养的婴儿很少患腹泻、呼吸道感染等婴幼儿常见感染性疾病。

3.喂哺方便易行

母乳的温度适宜，不易污染，省时、方便、经济。

4.促进情感交流

哺乳过程是一个潜在的母子心灵沟通的过程。在妈妈哺喂的过程中，婴儿能够与妈妈的皮肤频繁接触，妈妈轻柔的抚摸、温柔的话语都能使婴儿获得安全感；妈妈与婴儿目光对视能增加相互了解及信任，对婴儿在心理与社会适应性方面的发展起到积极的促进作用。

5.利于妈妈恢复

母乳喂养可加快妈妈产后子宫复原，减少再受孕的机会。连续哺乳6个月以上，还可逐渐消耗妊娠期储备的脂肪，使乳母的体形逐渐恢复至孕前状态。

（三）母乳喂养的姿势

正确的哺乳姿势能更好地促进母乳喂养。正确的哺乳姿势一般有4种。

1.摇篮式

摇篮式是最常用的哺乳姿势，适合足月顺产的婴儿。方法：婴儿的头部枕着妈妈的手臂，腹部向内，妈妈的手托着婴儿的臀部，方便身体接触。也可用软垫或扶手支撑手臂，手臂的肌肉便不会因为抬肩过高而拉得绷紧。

2.侧卧式

侧卧式适合刚生完婴儿、身体虚弱、不方便坐着的妈妈和喂夜奶使用。方法：妈妈在床上侧卧，背后用枕头垫高上身，斜靠躺卧。让婴儿横倚着妈妈的腹部，脸朝向妈妈，头枕在妈妈的臂弯上，使婴儿的嘴和妈妈的乳头保持在同一水平面上。

3. 交叉式

交叉式适合发育不足的婴儿，如早产儿，可以帮助婴儿正确含乳。方法：妈妈将婴儿抱在身体一侧，胳膊肘弯曲，手掌伸开，托住婴儿的头，另一只手辅助托住婴儿，使婴儿头部和身体呈一条直线，头部稍抬高。

4. 橄榄球式

促进母乳喂养成功的新观点

橄榄球式适合剖宫产、乳房很大的妈妈，也可以帮含乳困难的婴儿含住乳头。方法：妈妈用左手掌握住婴儿的头枕部，婴儿面朝哺乳侧乳房，小嘴正对乳头。手腕放在婴儿两肩胛之间，大拇指和其余四指张开，分别贴放在头部两侧的耳后。同时将右手拇指和其余四指分别张开呈“八字形”贴于左乳房外侧，大拇指放在乳晕外上方，食指则放在乳晕内下方，让婴儿小嘴与乳头乳晕正确衔接。

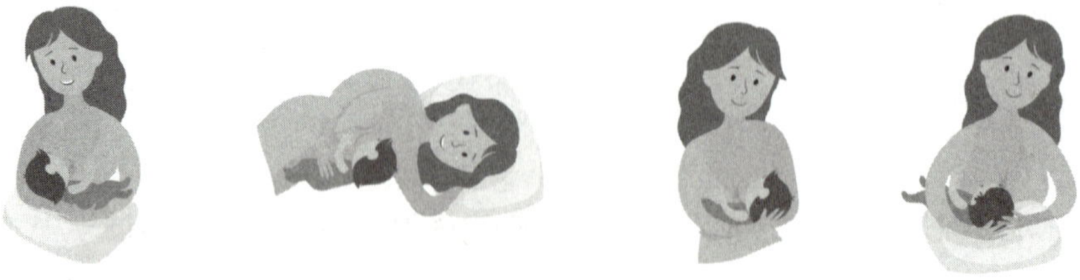

摇篮式　　侧卧式　　交叉式　　橄榄球式

图 4-1-1　母乳喂养的姿势

三、部分母乳喂养

由于条件限制，无法完全用母乳喂养时，可同时采用母乳与配方奶喂养婴儿，称为部分母乳喂养，有两种方法。

（一）补授法

补授法是指6个月以下妈妈母乳不足的婴儿，每日母乳喂养次数不变，在喂完母乳之后，再补喂配方奶的喂养方式。因母乳哺喂次数未变，有利于刺激母乳分泌。补授的奶量由婴儿食欲及母乳量多少而定，即缺多少补多少。

（二）代授法

妈妈不能按时哺乳时则可用配方奶替代几次母乳哺乳，为代授法。即在某一次母乳哺喂时，有意减少哺喂母乳量，增加配方奶量，逐渐替代此次母乳量，直到完全替代母乳。为断离母乳开始引入配方奶时宜采用代授法。

四、人工喂养

以配方奶或其他代乳品完全替代母乳喂养的方法，称为人工喂养。牛乳、羊乳等均为代乳品。

（一）配方奶

是以母乳的营养素组成及其含量为生产依据，对牛乳进行改造而制成的奶制品。其营养成分接近母乳，但不能完全代替母乳，在不能母乳喂养时首选配方奶。

（二）全牛奶的家庭改造

由于牛乳成分不适合婴儿，故采用牛乳喂养婴儿时，需进行稀释、加糖、加热的改造，使之适合婴儿消化功能和肾功能。

五、婴儿喂养中的常见问题

（一）溢奶、吐奶

溢奶、吐奶是婴儿喂食中最常见的现象。婴儿胃呈水平位，其食道进入胃的贲门括约肌松弛，胃接十二指肠的幽门括约肌又较紧，所以常会发生胃食道反流而吐奶。因此喂奶姿势和方法要正确，不让婴儿吞入空气，喂奶量也不要过多，喂奶也不要过快。偶尔吐奶不需要治疗，如果吐奶频繁或出现喷射样呕吐时，应去医院诊治。

（二）大便不正常

婴儿的大便一般是糊状、黄色、水分不多，质软。母乳喂养的婴儿，每日大便5~6次或更多，配方奶喂养的婴儿大便可能每天2~3次。只要婴儿大便性状、次数正常，无腹痛、排便困难，偶含少许黏液、小乳块、呈绿色（这与胆液在肠道未转化成胆红素有关），不一定是病态。婴儿大便不正常，往往是因为消化功能短暂紊乱，喂多、喂少、喂乱等会引起，这时需调整喂养方法和奶量，2~3天后会自行恢复，不应禁食。但若大便带脓血就必须去医院诊治。

（三）厌食、拒食

厌食、拒食可发生在婴儿任何月龄，也不论何种喂养方式。厌食大多是生理性厌食，由于喂养不当引起，例如喂食太频繁或凌乱，辅食添加过早或过多，强迫喂养等，可给婴儿服用益生菌，改善消化道功能，一般2~3天恢复。厌食或拒食也可发生在改变居住地或更换照护员时，所以遇到婴儿拒食或厌食时，排除疾病后，再观察有无环境改变等因素影响婴儿情绪和食欲，适当处理。

六、婴儿喂养指南

中国营养学会妇幼营养分会提供的婴儿喂养指南如下。

（一）0～6月龄婴儿喂养指南

（1）尽早开奶。

（2）第一口吃母乳，纯母乳喂养。

（3）不需要补钙。

（4）每日补充维生素D 400 IU。

(5)回应式喂养。

(6)定期测量体重和身长。

(二)7~24月龄婴幼儿喂养指南

(1)继续母乳喂养。

(2)满6月龄开始添加辅食。

(3)从肉/肝泥、铁强化谷粉等糊状食物开始。

(4)母乳或奶类充足时不需补钙。

(5)仍需要补充维生素D,400 IU/d。

(6)回应式喂养,鼓励逐步自主进食。

(7)逐步过渡到多样化膳食。

(8)辅食不加或少加盐、糖和调味品。

(9)定期测量体重和身长。

(10)饮食卫生、进食安全。

任务评价

学习评价

主题	内容	优秀	良好	一般	较差	很差
学习态度	能准时参加全部课程,按时提交作业,及时查阅教师上传的学习材料	5	4	3	2	1
专业知识	掌握婴儿喂养的方式方法以及原则	5	4	3	2	1
研讨精神	积极参与讨论,对其他人的发言能进行合理的分析和提出见解	5	4	3	2	1
团队协作	能很好地融入课堂小组讨论,共同推进学习进程	5	4	3	2	1
沟通交流	能够清晰准确地表达自己的观点,与他人交流时态度语气恰当	5	4	3	2	1
人文素养	能够关注医学人文知识,有意识地树立职业精神	5	4	3	2	1
信息素养	会检索常见的医学专业文献数据库,主动阅读医学文献	5	4	3	2	1
实践应用	能解决婴儿喂养中出现的常见问题,并根据喂养指南进行喂养	5	4	3	2	1
自我小结						

企业评价

评价内容		评价标准	分值
评估（15分）	被照护者	1.生命体征、意识状态	4
		2.心理情况：有无哭闹、情绪紧张等	2
	环境	干净、整洁、安全、温湿度适宜	3
	照护员	着装整齐	3
	物品	用物准备齐全	3
计划（5分）	预期目标	口述目标：正确使用奶瓶喂哺，防止溢奶、吐奶	5
实施（60分）	奶瓶喂养	1.照护员完成奶瓶清洁消毒	15
		2.照护员完成奶粉冲调	15
		3.照护员完成奶瓶喂哺	15
	整理记录	1.整理用物，安排婴儿休息或玩耍	5
		2.洗手	5
		3.记录奶瓶喂养的照护情况	5
评价（20分）		1.操作规范，动作熟练	5
		2.能正确实施奶瓶喂哺	5
		3.态度和蔼，操作过程中动作轻柔，关爱婴儿	5
		4.与婴儿有效沟通，取得合作	5
总分			100

任务二

婴儿辅食添加指导

任务描述

瑞瑞刚满6个月，辅食添加没多久就开始不爱喝奶，淡而无味的辅食也不愿意吃。照护员询问后了解到瑞瑞从添加辅食开始就经常跟着家长一起吃饭。

(1)分小组进行讨论，完成工作表单2。

(2)请为瑞瑞进行奶瓶喂哺。

工作表单2

6~ 12月龄是婴儿胃肠道等消化器官发育、感知觉以及认知行为能力发展的阶段，婴儿需要机会接触、感受和尝试，逐步体验和适应多样化的食物，从被动接受喂养转变到自主进食。这一年龄段婴儿发展的特殊性还在于父母及喂养者的喂养行为对其营养和饮食行为有显著的影响，顺应婴儿需求的喂养，有助于健康饮食习惯的形成，并具有长期而深远的影响。

小组讨论：请问婴儿出现案例中这种情况的原因是什么？请简述如何正确添加辅食。

如何正确添加辅食：

任务准备

名称	条件	要求
环境准备	安静、宽敞、明亮的房间	干净、整洁、温湿度适宜
设施准备	儿童餐椅	无损坏
物品准备	围兜(或反穿衣)，儿童碗，小勺，米粉，开水壶	器具充分清洁、消毒
人员准备	照护员具备冲调米粉的理论知识和操作技能，并能指导家长	照护员着装整洁，首饰取下，双手清洁
	被照护者情绪平稳，能够配合操作	生命体征正常

操作流程

一、评估

（1）观察婴儿有无哭闹，情绪是否稳定。

（2）观察环境是否安静、温暖、舒适、整洁。

（3）询问婴儿在家的生活情况和身体情况，评估家长的养育行为是否对婴儿的健康造成影响。

二、计划

婴儿辅食添加顺利进行；婴儿主动配合，情绪愉悦。

三、实施

（一）婴儿辅食添加作用

可以弥补单纯奶制品的不足，促进婴儿的健康生长，还可以训练婴儿的胃肠道功能和咀嚼等生理功能。

（二）辅食添加的时间

婴儿月龄不同，饮食次数不同，时间和内容安排也不尽相同。6个月的婴儿以母乳为主，一天只加一餐辅食，从少到多，添加时间可以选择两顿奶之间；7~9个月的婴儿还是以母乳为主，一天辅食添加两餐，可以选择在中餐（12:00）和晚餐（18:00）添加；10~12个月的婴儿辅食添加开始慢慢与大人同步，一日三餐正餐。

（三）具体步骤

1. 冲调米粉

刚开始添加辅食时，可选择强化铁的婴儿米粉，用母乳、配方奶或水冲调成稍稀的泥糊状（能用小勺舀起但不会很快滴落）。具体步骤如下：

第一步：在已消毒的婴儿餐具中加入1份量的米粉，根据米粉说明书量取适量温开水（或母乳、配方奶），冲调米粉的水温为50~60 ℃。温度过高容易破坏米粉中的营养成分，温度过低米粉容易结块，婴儿吃了容易消化不良。

第二步：将量取好的温开水倒入米粉中，边倒边用小勺轻轻搅拌，让米粉与水充分混合。倒完水后一定要先放置30秒，让米粉充分吸水，然后再搅拌。

第三步：搅拌时小勺应稍向外倾斜，沿同一方向搅拌。如有结块颗粒，可边搅拌边用小勺将结块压向碗壁，以便压散结块。

2. 喂哺米粉

婴儿刚开始学习接受小勺喂养时，由于进食技能不足，只会舔吮，甚至将食物推出、吐出，需要慢慢练习。

用小勺舀起少量米糊放在婴儿一侧嘴角让其舔吮。切忌将小勺直接塞进婴儿嘴里，令其有窒息感，产生不良的进食体验。第一次只需尝试一小勺，第一天可以尝试1~2次。第二天视婴儿情况增加进食量或进食次数。观察2~3天，如婴儿适应良好可再引入一种新的食物，如蛋黄泥等富铁食物。在婴儿适应多种食物后可以混合喂养，如米粉拌蛋黄、肉泥蛋羹等。

（四）注意事项

（1）对于1岁以内的婴儿，建议其辅食不要添加盐、味精、蜂蜜等，为避免婴儿因此而缺乏一些微量元素，麻油、调和油以及橄榄油等可以适量添加。

（2）制作辅食一定要选择新鲜的食材，对于吃不完的辅食不建议再次加热给婴儿食用，因为婴儿的肠胃功能比较弱，易引起腹泻等。

（3）添加辅食只是起辅助作用，不能完全代替母乳或配方奶。对于1岁以内的婴儿母乳和配方奶还是主要的饮食摄入。

（4）辅食的温度一定要适宜，不要过冷或者过烫，过烫的食物会烫伤婴儿的口腔黏膜，过凉则很可能会刺激婴儿的肠胃，引起腹泻。

四、评价

（1）操作规范，动作熟练。

（2）能正确实施婴儿辅食添加。

（3）态度和蔼，操作过程中动作轻柔，关爱婴儿。

（4）与婴儿进行有效沟通，使其配合。

任务分析

对于1岁以内的婴儿，母乳和/或配方奶仍然是重要的营养来源，但单一的母乳和/或配方奶喂养已经不能完全满足其对能量以及营养素的需求，必须引入其他营养丰富的食物。1岁以内的婴儿其胃肠道等消化器官的发育、感知觉以及认知行为能力的发展，也需要通过接触、感受和尝试，逐步体验和适应多样化的食物，从被动接受喂养转变到自主进食。顺应婴儿需求的喂养，有助于健康饮食习惯的形成，并具有长期而深远的影响。

学习支持

一、辅食的定义

辅食是除母乳和/或配方奶以外的其他各种性状的食物，包括各种天然的固体、液体食物，以及商品化食物。但目前世界卫生组织对辅食的定义：除母乳以外任何的食物和/或饮料（包括婴儿配方奶、较大婴儿配方奶和水）。

二、添加辅食的适宜年龄

添加辅食的最佳时机是婴儿满6月龄时。婴儿满6月龄后，纯母乳喂养已无法再提供足够的能量以及铁、锌、维生素A等关键营养素，因而必须在母乳喂养的基础上引入各种营养丰富的食物。过早添加辅食，婴儿容易因消化系统不成熟而发生胃肠不适，进而导致喂养困难或增加感染、过敏等风险，也是母乳喂养提前终止的重要原因。过晚添加辅食，则增加婴儿营养素缺乏的风险，进而导致营养不良以及缺铁性贫血等各种营养缺乏性疾病，也可能造成喂养困难，增加食物过敏风险等。少数婴儿可能由于疾病等各种特殊情况而需要提前或推迟添加辅食，必须在医师的指导下选择辅食添加时间，但一定不能早于满4月龄前，并在满6月龄后尽快添加。

三、添加辅食的目的

（一）弥补乳类的不足

母乳虽好，也有其不足之处，例如，母乳（或其他乳类）每升只含铁1 mg，而婴儿每日需要铁10 mg。3个月以内的小婴儿因为体内有储存铁（胎儿期储存的铁），所以只吃母乳也不缺铁，但储存铁经过两三个月已耗尽。添加辅食可以弥补乳类的不足。

（二）增加营养促进生长发育

婴儿的胃容量逐渐增大，牙齿五六个月后萌出，体内各种消化酶也趋完善。婴儿逐渐长大，所需要的营养素也在增加，母乳无论其量还是质，都不能再完全满足婴儿的需要。只吃母乳，不加辅食，婴儿就会发生营养不良。

（三）促进进食与消化能力的发育，培养良好饮食习惯

适时添加辅食使婴儿逐渐适应不同的食物，对促进味觉发育，锻炼咀嚼、吞咽、消化功能，培养婴幼儿良好的饮食习惯，避免挑食、偏食等都有重要意义。同时，适时添加多样化的食物能帮助婴儿顺利实现从喝奶到家常饮食的过渡。

（四）促进婴儿心理与行为发育

婴儿从喝奶逐渐过渡到自主进食是婴儿心理和行为发育的重要过程，辅食添加发挥了基础性作用。同时，喂食可以帮助婴儿学会自主进食，与家人同桌吃饭的过程有利于亲子关系的建立，有利于婴儿情感、认知、语言和社会性的发育。

四、添加辅食的基本原则

6~12月龄婴儿所需能量1/3~1/2来自辅食，辅食提供的铁更高达99%。因此，婴儿最先添加的辅食应该是富含铁的高能量食物，如强化铁的婴儿米粉、肉泥等。在此基础上逐渐引入其他种类的食物以提供不同的营养素。婴儿进食一种新的食物，有一个生理、心理的适应过程。因此，给婴儿添加辅食要特别耐心，并遵循一定的原则。

（一）由一种到多种

开始添加辅食时，每次只添加一种新食物，当婴儿适应后再添加另一种新

食物。这样有助于观察婴儿对新食物的接受程度及反应，特别是对食物的消化情况和过敏反应。一种食物一般要适应5~7天，之后再考虑添加另一种新的食物。

（二）由少量到多量

开始添加食物时，可每天一次，之后逐渐增加到每天2~3次。每餐食物的量也由少到多逐步增加，例如，加蛋黄，开始只加1/4个，3~4天无不良反应，增至半个，再逐渐增至一个。

（三）由细到粗

刚开始添加的辅食应是细软的泥糊状食物，逐步过渡为粗颗粒的半固体食物，再到固体食物。例如，从青菜汁开始，到菜泥，再到菜末，以适应婴儿的咀嚼与吞咽能力。

五、辅食添加的方法

（一）辅食添加初始阶段（6个月）

初始阶段是让婴儿感受辅食、接受辅食和练习咀嚼、吞咽等摄食技能的过程，一般需要一个月左右完成。

继续母乳喂养，每天保持800~1000 mL的奶量。初始阶段添加的辅食是容易吞咽和消化且不容易导致过敏的食物，强化铁的谷类食物，如强化铁的米粉等；蔬菜泥如南瓜泥、西红柿泥、菠菜泥等都是常用的选择；水果类常见的有苹果、香蕉、梨子泥等。为了保证母乳喂养，建议刚开始添加辅食时，先母乳喂养，婴儿半饱时再喂辅食，然后再根据需要哺乳。

（二）辅食添加第二阶段（7~9个月）

这个阶段主要是让婴儿适应新的食物并逐渐增加进食量。遵照辅食添加原则，循序渐进。满7月龄时，多数婴儿的辅食喂养可以成为单独一餐，随后过渡到辅食喂养与哺乳间隔的模式。每天母乳喂养3~4次，辅食喂养2次。合理安排婴儿的作息时间，包括睡眠、进食和活动时间等，尽量将辅食喂养安排在家人进食时或前后，以便以后婴儿能与家人共同进餐。在给7~9月龄婴儿引入新食物时应特别注意观察是否有食物过敏的现象。

7~9月龄婴儿需每天保持600 mL以上的奶量，并优先添加富铁食物，逐渐达到每天一个蛋黄或鸡蛋和50 g畜禽鱼类，其他谷物类、蔬菜、水果的添加量根据婴儿需要而定。如婴儿对鸡蛋过敏，应避免加鸡蛋同时额外增加肉类30 g。如婴儿辅食以谷物类、蔬菜、水果等植物性食物为主，需要额外添加约5~10 g油脂，推荐以富含α-亚麻酸的植物油为首选，如亚麻籽油、核桃油等。

7~9月龄婴儿的辅食质地应该从刚开始的泥糊状，逐渐过渡到9月龄时带有小颗粒的厚粥、烂面、肉末、碎菜等。

（三）辅食添加第三阶段（10~12个月）

顺应喂养

10~12月龄婴儿已经尝试并适应多种食物，这一阶段应在继续扩大婴儿食物种类的同时，注意增加食物的稠厚度和粗糙度，并注重培养婴儿对食物和进食的兴趣。

10~12月龄婴儿应保持每天600 mL的奶量；保证摄入足量的动物性食物，每天一个鸡蛋加50 g畜禽鱼类；一定量的谷物类；蔬菜、水果的量以婴儿需要而定。特别建议为婴儿准备一些便于用手抓捏的“手抓食物”，鼓励婴儿尝试自己进食，如香蕉块、煮熟的土豆块和胡萝卜块、馒头、面包片、切片的水果和蔬菜以及撕碎的鸡肉等。

10 ~ 12月龄婴儿的辅食质地应该比前期厚、粗，带有一定的小颗粒，并可尝试块状的食物。尝试颗粒状食物可促使婴儿多咀嚼，有利于牙齿的萌出。合理安排10~12月龄婴儿的睡眠、进食和活动时间，每天哺乳2~4次，辅食喂养2~3次。辅食喂养安排在家人进餐的同时或前后，逐渐达到与家人同时进食一日三餐。

表4-1-1　婴儿辅食添加进程表

年龄阶段		6个月	7~9个月	10~12个月
食物质地		泥糊状	泥状、碎末状	碎块状、指状
辅食餐次		每天1~2次	每天2次 每次2/3碗	每天2~3次 每次3/4碗
食物种类及数量（每日）	乳类	4~6次，共800~1000 mL	3~4次，共700~800 mL	2~4次，共600~700 mL
	谷薯类	含铁米粉1~2勺	含铁米粉、粥、烂面、米饭等3~8勺	面条、米饭、小馒头、面包等1/2~3/4碗
	蔬菜类	菜泥1~2勺	烂菜/细碎菜1/3碗	碎菜1/2碗
	水果类	水果泥1~2勺	水果泥/细碎块1/3碗	水果小块/条1/2碗
	动物类豆类	—	蛋黄、畜、禽、鱼、豆腐等，3~4勺	蛋黄、畜、禽、鱼、豆腐等，4~6勺
	油盐	—	植物油0~10 g；不加盐	植物油0~10 g；不加盐

注：1勺=10 mL；1碗=250 mL（小饭碗：口径10 cm，高5 cm）

任务评价

学习评价

主题	内容	优秀	良好	一般	较差	很差
学习态度	能准时参加全部课程，按时提交作业，及时查阅教师上传的学习材料	5	4	3	2	1

续表

主题	内容	优秀	良好	一般	较差	很差
专业知识	掌握婴儿辅食添加的顺序和原则	5	4	3	2	1
研讨精神	积极参与讨论，对其他人的发言能进行合理的分析和提出见解	5	4	3	2	1
团队协作	能很好地融入课堂小组讨论，共同推进学习进程	5	4	3	2	1
沟通交流	能够清晰准确地表达自己的观点，与他人交流时态度语气恰当	5	4	3	2	1
人文素养	能够关注医学人文知识，有意识地树立职业精神	5	4	3	2	1
信息素养	会检索常见的医学专业文献数据库，主动阅读医学文献	5	4	3	2	1
实践应用	能给婴儿冲调和喂食米粉，并能处理在实施过程中遇到的问题	5	4	3	2	1
自我小结						

企业评价

评价内容		评价标准	分值
评估（15分）	被照护者	1. 生命体征、意识状态	4
		2. 心理情况：有无哭闹、情绪紧张等	2
	环境	干净、整洁、安全、温湿度适宜	3
	照护员	着装整齐	3
	物品	用物准备齐全	3
计划（15分）	预期目标	口述目标：正确说明辅食添加原则和方法	15
实施（50分）	米粉喂养	1. 照护员完成冲调米粉	17
		2. 照护员完成米粉喂养	18
	整理记录	1. 整理用物，安排婴儿休息或玩耍	5
		2. 洗手	5
		3. 记录辅食喂养的照护情况	5
评价（20分）		1. 操作规范，动作熟练	5
		2. 能正确实施婴儿辅食添加	5
		3. 态度和蔼，操作过程中动作轻柔，关爱婴儿	5
		4. 与婴儿有效沟通，取得合作	5
总分			100

任务三

婴幼儿辅食制作方法

任务描述

乐乐9个月,已添加辅食,平时跟随奶奶一起生活。近日,乐乐不愿意吃辅食,常进食时哭闹。今天早上照护员发现奶奶在喂乐乐吃馒头,经交流后得知奶奶不太会制作婴幼儿辅食。

(1)分小组进行讨论,完成工作表单3。

(2)请指导奶奶为乐乐制作辅食。

工作表单3

随着婴幼儿年龄的增长,乳类已不能满足其生长发育的需要。为保证婴幼儿营养全面均衡摄入,根据其年龄及活动规律进行合理的膳食搭配。

小组讨论:案例中奶奶的行为是否符合婴幼儿辅食添加要求?作为照护员,你应该如何指导家长进行辅食制作?

婴幼儿辅食制作方法:

任务准备

名称	条件	要求
环境准备	宽敞、明亮的厨房	干净、整洁、卫生,温湿度适宜,环境安全
设施准备	食物制作工具	无损坏,可供使用
物品准备	食材	新鲜、清洁、无损坏、在有效期内
人员准备	照护员具备制作婴幼儿辅食的理论知识和操作技能	照护员着装整洁、指甲修剪整齐、取下饰物、清洁双手
	家长情绪平稳,能够配合操作	有一定的动手操作能力

操作流程

一、评估

(1)评估操作环境是否干净卫生。

(2)评估制作辅食的食材是否新鲜、清洁,有无损坏,带包装的食物需检查包装是否完好,是否在有效期内。

(3)观察并了解婴幼儿饮食习惯。

二、计划

辅食制作顺利进行;婴幼儿愿意进食辅食,并进食良好;家长掌握婴幼儿辅食制作的基本方法。

三、实施

(一)婴儿辅食制作

1.6个月婴儿辅食制作

这个时期的辅食制作为泥糊状,如不加油、盐的含铁米粉、蔬菜泥、水果泥等。以南瓜泥的制作方法为例。

步骤一:一块适量南瓜去皮洗净。

步骤二:去皮后的南瓜切成片儿或小块。

步骤三:锅内放入适量水烧开后把南瓜块放入蒸。

步骤四:将蒸好的南瓜放进小盆里,用辅食机或者勺子搅碎成泥。

步骤五:盛进婴儿喜欢的碗具中,待温度合适后喂食。

2.7~9个月婴儿辅食制作

这个时期的辅食制作为泥状、碎末状态,如加少量油、不加盐的粥、烂菜、烂面、细碎菜、蛋黄、肉糜、豆腐、细碎块水果等。以青菜烂面的制作方法为例。

步骤一:预备好食材,将青菜剁成碎末,面条掰碎。

步骤二:将适量水烧开。

步骤三:水开后放入面条煮烂,再放入青菜碎。

步骤四:可根据婴儿口味加少量香油。

步骤五:盛进婴儿喜欢的碗具中,待温度合适后喂食。

3.10~12个月婴儿辅食制作

这个时期的辅食制作为碎块状、指状,如加少量油、不加盐的面条、米饭、面包、碎菜、蛋黄、肉、豆腐、小块水果等。以苹果块的制作方法为例。

步骤一:苹果洗净去皮。

步骤二:去皮后的苹果切成小块,以拇指大为宜。

步骤三:盛进婴儿喜欢的碗具中。

(二)幼儿辅食制作

以下面食谱为例。

早餐:小米南瓜粥、水煮蛋。

早点:配方奶或母乳。

中餐:米饭、虾仁蒸蛋羹、清炒时蔬。

午点:婴儿饼干、水果汁、配方奶或母乳。

晚餐:肉丸碎菜排骨汤面。

【制作方法】

早餐:小米20 g、大米20 g、南瓜50 g,加入1000 mL水,放入砂锅中,熬煮成粥(在米粥中加入一滴食用油,可防止粥外溢)。鸡蛋一个,洗净外壳,置于蒸锅之上,蒸6分钟。

午餐:对虾3只,去壳取仁,用刀剁成泥状,搅入蛋液,加入少许葱末、少许盐、半碗清水,置于蒸锅上蒸15分钟即可。将时蔬切小块状,少许油入锅烧热,投入时蔬翻炒,时蔬将熟时放少许盐即可。

晚餐:里脊肉100 g,剁成肉泥,加入葱末、清水,朝一个方向搅拌,捏成球状,放入沸水中氽熟,捞出备用;取排骨汤2碗,青菜末50 g,婴儿面条75 g,肉丸30 g,放入排骨汤中煮熟即可。

注意事项:

(1)婴幼儿的胃肠消化能力相对较弱,因此,在食物制作上一定要注意软、烂、碎,以适应婴幼儿的消化能力。

(2)婴幼儿胃容量有限,一次摄入的食物不能够满足其生长发育所需,因此必须额外添加点心。

(3)制作辅食时不能根据成人的喜好来做,要以天然清淡为主,注意干稀、甜咸、荤素之间合理搭配,以保证为婴幼儿提供均衡的营养。此外,还要注意食物的色、香、味,以提高婴幼儿的食欲。

婴幼儿点心制作

四、评价

(1)辅食制作过程操作规范,动作熟练。

(2)婴幼儿进食顺利。

(3)能与被指导者有效沟通;家属已掌握相关辅食制作方法。

任务分析

(1)婴儿期:辅食的添加需要循序渐进,先从一种食物开始,让婴儿的胃肠道适应后才添加新的食物。制作辅食也应是先稀后稠，先软后硬，由细到粗，从清淡、致敏性低的食物开始。

（2）幼儿期：1~3岁幼儿的饮食安排，应根据此时期幼儿的营养需求及消化功能而定。幼儿生长发育虽不如婴儿时期迅速，但仍比大龄儿童和成人快，对营养物质的需求相对较多，如能量需要量为每日5020 kJ（1200 kcal），蛋白质需要量为每日40~50 g（动物蛋白仍应占50%），脂肪需要量约为每日35~40 g。幼儿胃肠功能及消化酶的发育虽较婴儿更为成熟，但咀嚼、吞咽、消化、吸收、利用食物的功能仍未十分健全。因此，幼儿的膳食安排应遵循下原则：①平衡膳食，膳食所供给各类营养素的比例要合适，如蛋白质、脂肪、碳水化合物供给的比例最好为1∶1.2∶4。②选择合适的食物品种，幼儿胃容量有限，选择质优量少易消化的食物。③注意合理烹调，食物烹调要注意色、香、味、形，以刺激幼儿食欲。食物宜细软、烂、碎，利于消化吸收。④合理安排膳食，幼儿的进餐次数一般为早、中、晚三次主食，两餐之间可加辅餐，如饼干、果汁或水果等，其中乳类每日应在400~500 mL。⑤重视饮食卫生，幼儿尽量少食生冷食物，不食隔夜饭菜，如偶尔进食熟食或半成品食物应煮透蒸熟后食用，碗匙碟杯等餐具均应专用。⑥培养良好的饮食习惯，鼓励幼儿主动参与进食，逐渐学会使用碗匙自食，并使幼儿养成定时定点进食的良好习惯。

学习支持

随着年龄的增长，婴幼儿的牙齿逐渐长出，但其肠胃消化能力还是相对较弱，因此，在制作辅食时一定要注意软、烂、碎，以适应婴幼儿的消化能力。

一、辅食的口味

给婴幼儿制作辅食时不能根据成人的口味喜好来做，而要以天然、清淡为原则。添加过多的盐和糖会增加婴幼儿肾脏的负担，损害肾脏功能，并使其养成日后嗜盐或嗜糖的不良饮食习惯。尤其不宜添加味精及人工色素等影响婴幼儿健康的调味品。

二、辅食的烹调

制作的辅食要适合婴幼儿的消化功能，避免油腻，过硬、味道过重、辛辣上火的食物。对于1岁以上的幼儿，不必刻意将食物煮得过软、菜切得过细。实际上这个阶段幼儿的咀嚼能力已经得到了很好的发展，应该鼓励幼儿尽快适应成人的食物。同时，在烹饪食物时注意干稀、甜咸、荤素的合理搭配，以保证能为婴幼儿提供均衡的营养。此外，还要注意色、香、味，以提高婴幼儿的食欲。

三、婴幼儿一日膳食安排

表4-3-1　6个月一日膳食

上午	06:00	母乳或配方奶150 mL
	08:00	果汁或蔬菜汁80 mL
	10:00	米糊25 g,菜泥20 g,蛋黄或鱼泥10 g
下午	13:00	母乳或配方奶150 mL
	15:00	果泥或蔬菜汁25 g
	17:00	母乳或配方奶150 mL
晚上	20:00	母乳或配方奶150 mL
	24:00~02:00	母乳或配方奶150 mL

表4-3-2　7~12个月一日膳食

上午	06:00	母乳或配方奶150~200 mL
	09:00	母乳或配方奶150~200 mL
	10:00	蛋黄(全蛋)+果汁(果泥)
	12:00	鸡肝粥(肝泥15 g)一小碗,碎菜25~50 g
下午	15:00	母乳或配方奶150~200 mL
	16:30	果泥或菜泥25~50 g
晚上	18:00	面片,菜泥20 g,鱼泥25 g
	21:00	母乳或配方奶150~200 mL

表4-3-3　13~18个月一日膳食

上午	06:00	配方奶250 mL,面包25 g
	08:30	蒸鸡蛋(鸡蛋一个,植物油5 g),苹果100 g
	12:00	软饭(米40~50 g),清蒸带鱼(带鱼30 g,盐少许),虾皮炒青菜(虾皮3 g,青菜50 g,油5 g)胡萝卜,豆腐汤(胡萝卜5 g、豆腐10 g)
下午	15:00	菜肉包子一个(面粉25 g、肉10 g、青菜10 g),芦柑(50 g)
	18:00	软饭(米40~50 g),虾仁炒豌豆(虾仁25 g,豌豆15 g,油5 g)
晚上	21:00	配方奶200~250 mL

表4-3-4　25~36个月一日膳食

上午	08:00	鲜牛奶200 mL,面包35 g
	10:00	果汁100 g,蛋糕20 g
	12:00	八宝粥75 g,麻将花卷一个,砂锅豆腐100 g
下午	15:00	新鲜水果60 g,面包或番茄豆沙包50 g,酸奶125 mL
	18:00	南瓜饭100 g,花菜炒肉(花菜50 g,瘦肉50 g),番茄蛋汤(番茄50 g,鸡蛋25 g)
晚上	21:00	牛奶200 mL

任务评价

学习评价

主题	内容	优秀	良好	一般	较差	很差
学习态度	能准时参加全部课程,按时提交作业,及时查阅教师上传的学习材料	5	4	3	2	1
专业知识	掌握婴儿辅食制作的方法	5	4	3	2	1
研讨精神	积极参与讨论,对其他人的发言能进行合理的分析和提出见解	5	4	3	2	1
团队协作	能很好地融入课堂小组讨论,共同推进学习进程	5	4	3	2	1
沟通交流	能够清晰准确地表达自己的观点,与他人交流时态度语气恰当	5	4	3	2	1
人文素养	能够关注医学人文知识,有意识地树立职业精神	5	4	3	2	1
信息素养	会检索常见的医学专业文献数据库,主动阅读医学文献	5	4	3	2	1
实践应用	能给婴儿制作辅食,并能处理在实施过程遇到的问题	5	4	3	2	1
自我小结						

企业评价

评价内容		评价标准	分值
评估（15分）	被照护者	1.婴幼儿的饮食习惯、喂养方式，有无过敏食物	4
		2.家属的配合度，知识接受能力	2
	环境	干净、整洁、卫生、安全、温湿度适宜	3
	照护员	着装整齐、修剪指甲、洗手	3
	物品	用物准备齐全，食材干净卫生，在有效期内	3
计划（5分）	预期目标	口述目标：辅食制作操作顺利进行；婴幼儿愿意进食辅食，并进食良好；家属掌握婴幼儿辅食制作的基本方法。	5
实施（60分）	观察情况	1.口述：婴幼儿目前的营养状况、进食情况	3
		2.口述：婴幼儿目前的照护员是否缺乏辅食制作方面的知识	2
	辅食制作	1.按照食谱准备食材	15
		2.按照辅食制作方法进行辅食制作，并告知家属制作过程中的一些注意事项	15
		3.选择合适的餐具，将辅食盛至婴幼儿专用餐具中，指导家属进行合理喂养	10
	整理记录	1.整理用物	5
		2.洗手	5
		3.记录辅食制作后婴幼儿的进食情况	5
评价（20分）		1.操作规范，动作熟练	5
		2.能正确实施婴幼儿辅食操作	5
		3.能对家属进行正确指导，家属已掌握辅食制作相关知识	5
		4.与家属沟通有效，取得合作	5
总分			100

任务四

幼儿进食习惯的培养

任务描述

吃饭时间到了，2岁的洋洋小朋友眼泪汪汪地说：“老师，我肚子疼。”照护员走过去看看碗里的菜，再看看洋洋，顿时明白了。照护员轻轻地问道：“老师知道你是个诚实的好孩子，告诉老师，哪个菜不想吃？”她指了指碗里的黑木耳说：“这个我不喜欢。”

（1）分小组进行讨论，完成工作表单4。

（2）请对洋洋小朋友的饮食习惯进行纠正。

工作表单4

幼儿学习自我进食的过程不仅有益于锻炼眼、口、手的协调性，还可增强自信心和独立能力。良好的饮食习惯也为幼儿有一个健康的体魄打下坚实的基础。

小组讨论：案例中洋洋小朋友的进食习惯对其生长发育有何影响？照护员应该如何培养幼儿良好的饮食习惯？

如何培养幼儿良好的饮食习惯：

任务准备

名称	条件	要求
环境准备	宽敞、明亮的房间	干净、整洁、温湿度适宜
设施准备	幼儿用餐座椅	无损坏
物品准备	汤勺、筷子、饭碗等幼儿用餐工具，不同食材模型	清洁、无损坏、在有效期内
人员准备	照护员具备指导和帮助幼儿进行用餐的理论知识和操作技能	照护员着装整洁；首饰取下；双手清洁
	被照护者情绪平稳，能够配合操作	生命体征正常

操作流程

一、评估

（1）观察幼儿有无哭闹、情绪是否稳定、身体有无不适、是否有过剧烈运动。

（2）观察环境是否安静、温暖、舒适、整洁，是否适合进餐。

（3）询问幼儿日常在家的饮食、进餐习惯，评估家长的养育行为是否对幼儿的健康造成影响。

二、计划

进食习惯培养的指导操作顺利进行；幼儿能安静、有序进餐，并做到不挑食、偏食；幼儿养成良好的进餐习惯，并注重进餐礼仪。

三、实施

步骤一：用游戏的方法让幼儿习惯餐前洗手。

照护员给幼儿进行洗手示范。照护员先挽袖，并一边洗手一边教幼儿说：“搓搓手心一二三，搓搓手背三二一，手指头洗仔细，小手腕别忘记。”这样，幼儿把洗手当作游戏，有利于养成进食前洗手的好习惯。

步骤二：带领幼儿开展丰富多彩的活动，使幼儿初步了解正确的进食习惯及其重要性。

（1）讲故事《大公鸡和漏嘴巴》。使幼儿懂得吃饭时东张西望，注意力不集中，就会造成桌面、地面、身上的不干净。

（2）讲故事《小鸟吃饭》。让幼儿理解不吃饭就没有力气，鸟儿飞不动，唱歌声音比蚊子还轻，觉得难为情。

（3）情景表演《我会自己吃饭》。使幼儿初步了解进餐时身体要靠近桌子，左手扶碗，右手拿调羹，用调羹舀饭进嘴巴，身体靠近饭碗等一些简单常识，并知道调羹的使用方法，餐具的摆放位置。

步骤三：介绍食谱，了解食物种类。

（1）进餐前给幼儿介绍食谱，让幼儿知道自己吃的食材有哪些，对身体成长有什么作用。

（2）利用食材模型，向幼儿展示食材的样子，让幼儿认识不同的食材。

步骤四：鼓励幼儿，激发幼儿进食的主动性。

鼓励幼儿在进食习惯培养方面的进步，照护员可适当奖励幼儿小礼物，以调动其进食积极性。

四、评价

（1）照护员熟悉幼儿进食流程，语言柔美，态度和蔼。

(2)幼儿无不良情绪,接收状态良好,可自行进食。

(3)能与被指导者有效沟通;家长掌握幼儿进食习惯培养的方法。

任务分析

(1)强调进食前洗手的重要性。如果饭前不洗手,幼儿吃饭时容易把病菌带入嘴里,从而感染疾病,特别是在流行性疾病高发的季节。

(2)进食前后,幼儿要保持安静。餐前学会安静地等待,仔细听照护员介绍食材名称和营养价值。在指导幼儿接碗的时候一定要引起其注意,让其集中精力,双手接碗,以防止食物倒出,造成烫伤事故。

(3)进食过程中,要求幼儿坐端正,一手扶碗,一手拿勺子,匀速进食,幼儿遇到喜欢的食物,照护员一定要提醒幼儿细嚼慢咽,防止噎着、呛着的现象发生。

(4)进食结束后,鼓励幼儿自己送盘子、碗。送碗的时候不能跑,不能把勺子放在口中,以防发生意外伤害事故。

学习支持

一、幼儿不良进食习惯形成的原因

(一)病理原因

体弱多病,肠胃不适,上呼吸道感染,这些都可能会引起幼儿食欲不振。体弱幼儿的肠蠕动速度缓慢,胃内排空时间长,从而导致食欲减退。

(二)饮食不当

幼儿无节制吃零食,导致正餐时进食量减少或者不进食。

(三)教养不当

家长的溺爱也可能使幼儿养成了挑食的习惯,喜欢吃的大量进食,不喜欢吃的不进食。

(四)活动量不当

活动量过大或过小都会影响幼儿的食欲和进食量。活动量过小,活动内容单调,会影响幼儿的消化吸收功能;活动量过大,活动时间过长,引起过度疲劳,也会影响幼儿的食欲和进食量。

(五)教育方法不当

如果家长采取简单粗暴的教育方法,如强迫幼儿进食,会使幼儿产生一种恐惧心理,从而厌食。

二、幼儿不良进食习惯的危害

(一)形成终生的饮食偏好

早期频繁接触某些食物会对幼儿今后的饮食偏好产生持久的影响。如果幼儿早期习惯了进食高脂肪、高糖和过咸的食物，那么他长大后也会偏好这样的口味。

（二）蛋白质-能量营养不良

蛋白质-能量营养不良是由于多种原因引起能量和（或）蛋白质缺乏所致的一种营养缺乏症。本病多见于3岁以下的婴幼儿，是发展中国家首要营养缺乏病。本病主要表现为体重下降、皮下脂肪减少或消失、贫血、水肿等症状。随着病情加重，幼儿还会出现骨骼生长减慢，身高也低于正常。

营养不良的分度

（三）缺铁性贫血

缺铁性贫血是由于体内铁缺乏导致血红蛋白合成减少而引起贫血，是小儿贫血中最常见的一种类型。任何年龄均可发病，以6个月至2岁婴幼儿发病率最高，是我国儿童保健重点防治的“四病”之一。本病发病缓慢，早期无明显症状，随着病情进展皮肤黏膜逐渐苍白，易疲乏，不爱活动。一般预后良好，但若长期不治疗，可导致幼儿体格发育缓慢，免疫力、抵抗力下降，严重时可影响智力发育。

任务评价

学习评价

主题	内容	优秀	良好	一般	较差	很差
学习态度	能准时参加全部课程，按时提交作业，及时查阅教师上传的学习材料	5	4	3	2	1
专业知识	掌握幼儿进食习惯培养相关知识	5	4	3	2	1
研讨精神	积极参与讨论，对其他人的发言能进行合理的分析和提出见解	5	4	3	2	1
团队协作	能很好地融入课堂小组讨论，共同推进学习进程	5	4	3	2	1
沟通交流	能够清晰准确地表达自己的观点，与他人交流时态度语气恰当	5	4	3	2	1
人文素养	能够关注医学人文知识，有意识地树立职业精神	5	4	3	2	1
信息素养	会检索常见的医学专业文献数据库，主动阅读医学文献	5	4	3	2	1
实践应用	能帮助幼儿养成良好的进食习惯	5	4	3	2	1
自我小结						

企业评价

评价内容		评价标准	分值
评估（15分）	被照护者	1.生命体征、意识状态	4
		2.心理情况：有无哭闹、情绪紧张等	2
	环境	干净、整洁、安全、温湿度适宜	3
	照护员	着装整齐	3
	物品	进餐用物、食材模型等准备齐全	3
计划（5分）	预期目标	1.幼儿心情愉快 2.幼儿能安静、有序进餐，并做到不挑食、偏食 3.幼儿能养成良好的进餐习惯，并注重进餐礼仪	5
实施（60分）	进食习惯指导	1.营造轻松、舒适的就餐环境，餐前洗手	15
		2.带领幼儿了解正确进食习惯及其重要性	15
		3.指导幼儿认识食材，了解食谱	15
	整理记录	1.整理用物，安排幼儿休息或玩耍	5
		2.洗手	5
		3.记录进食习惯指导情况	5
评价（20分）		1.操作规范，动作熟练	5
		2.能正确实施幼儿进食习惯培养	5
		3.态度和蔼，关爱幼儿	5
		4.与幼儿沟通有效，取得合作	5
总分			100

项目小结

婴幼儿合理喂养是控制和降低营养不良发生率的关键措施。本项目主要介绍了婴幼儿母乳喂养、奶瓶喂养、辅食添加、辅食制作等方法和进食习惯的培养。在学习以上内容时，应学会关心和爱护婴幼儿，耐心地培养其正确的饮食习惯，避免疾病的发生，促进身心健康。

思考练习

1.简述奶瓶喂养的注意事项。

2.简述添加辅食的目的。

3.简述婴幼儿辅食制作的注意事项。

4.简述幼儿不良进食习惯形成的原因。

项目五

婴幼儿大小便观察与照护

项目目标

1. 掌握婴幼儿大小便异常的表现及幼儿大小便前的表现，了解婴幼儿大小便异常的原因。

2. 能更换婴儿纸尿裤，了解尿布疹的概念、形成原因及护理方法。

3. 培养照护员训练幼儿规律大小便的能力。

学习重难点

学习重点：

1. 能正确更换婴儿纸尿裤。

2. 掌握婴幼儿大小便异常的表现。

3. 掌握幼儿大小便前的表现，如突然发呆、面部潮红、两眼直视等。

学习难点：

1. 了解尿布疹的概念、形成原因及护理方法。

2. 了解婴幼儿大小便异常的原因。

3. 培养照护员训练幼儿规律大小便的能力。

思维导图

- 婴幼儿大小便观察与照护
  - 婴儿纸尿裤更换与臀部护理
    - 正确选择纸尿裤
    - 尿布疹
  - 婴幼儿大小便观察
    - 排大便的次数
    - 大便的颜色变化
    - 排尿及尿液特点
    - 排尿异常、尿液异常
    - 排便异常、粪便异常
  - 婴幼儿如厕习惯训练
    - 幼儿规律大小便养成的意义
    - 幼儿大小便前的表现
    - 幼儿大小便规律的养成

任务一

婴儿纸尿裤更换与臀部护理

任务描述

乐乐是一名刚刚出生的新生儿，现在纸尿裤已经打湿了，而且屁股的皮肤有些发红，请你想想怎么帮助他呢？

工作表单1

小组讨论

婴幼儿各方面的发育都不成熟，多依赖照护员提供各种照顾，如更换纸尿裤。小组讨论：如何为婴幼儿及时、正确地更换纸尿裤呢？

正确更换纸尿裤的方法：

任务准备

名称	实施条件	要求
环境准备	示范教室或实际操作室	光线充足，明亮，室内温湿度适宜
设施准备	婴儿床一张；尿布台一个；婴儿仿真模型一个	无损坏、松动
用物准备	纸尿裤；尿布桶；护臀霜或凡士林软膏；备用小毛巾；温水	准备齐全，符合要求
人员准备	照护员具备正确更换纸尿裤及护理尿布疹的相关知识和操作技能	照护员着装整齐，清洁洗手，指甲修剪整齐

操作流程

一、评估

（1）婴儿情况，有无哭闹、紧张；是否进食，若为进食后，则需注意动作轻柔，防止婴儿溢奶。

（2）观察婴儿臀部皮肤状况，皮肤有无破损、红肿。

二、计划

（1）照护员能正确选择合适的纸尿裤。

(2)照护员能熟练更换纸尿裤。

(3)照护员能正确地在婴儿臀部涂抹软膏。

三、实施

更换纸尿裤视频

(1)解开包被,拉高婴儿的上衣,避免被排泄物污湿。

(2)解开纸尿裤,一只手抓住婴儿双腿,另一只手用尿片的前半部分较洁净处从前向后擦拭婴儿的会阴部和臀部,并将此部分遮盖纸尿裤的污湿部分后垫于婴儿臀下。

(3)用浸湿的棉柔巾或蘸温水的小毛巾从前向后擦净臀部皮肤,注意擦净皮肤的褶皱部分。

(4)将预防尿布疹或治疗尿布疹的软膏、药物涂抹于臀部,注意涂抹于容易接触排泄物或皮肤发红的部位。

(5)提起婴儿双腿,抽出脏的纸尿裤。

(6)将清洁的纸尿裤垫于腰下,放下婴儿双腿,粘好纸尿裤,用双手食指放入腰部纸尿裤间,测试纸尿裤是否粘太紧或太松。新生儿脐带未脱落时,可将纸尿裤前部的上端向下折,使脐带残端处于暴露状态。

(7)拉平并穿好衣服,包好包被。

(8)观察排泄物性状,或根据需要称量纸尿裤。

(9)清理用物,洗手,记录观察内容。

四、评价

(1)操作规范,动作娴熟。

(2)操作过程中动作轻柔。

(3)态度和蔼,关爱婴儿。

(4)正确更换婴儿纸尿裤。

任务分析

(1)用物携带齐全,避免操作中离开婴儿。

(2)禁止将婴儿单独留在操作台上,始终确保一只手与婴儿接触,防止婴儿翻滚坠落。

(3)纸尿裤应透气性好、吸水性强,并应做到勤更换。

(4)注意保暖,房间温度应适宜,操作中减少婴儿身体暴露。

(5)男婴要确保阴茎朝向下方,避免尿液从纸尿裤上方漏出。

(6)注意检查纸尿裤是否包扎合适,不可过紧也不可过松,大腿和腰部不能留有明显的缝隙,防止排泄物外溢。

学习支持

一、正确选择纸尿裤

(1)看一看:查看包装上的标识是否规范。看看是否有标准号、执行卫生标准号、生产许可证号等,同时也要注意纸尿裤的大小型号、生产日期和保质期,保证纸尿裤的安全、适用。

(2)比较厚度:对婴幼儿来说,较厚的产品透气性会受影响,舒适性会低,可能会引起皮肤过敏、湿疹等。较薄的产品里面含有较多的吸水树脂,而较厚的产品则含有较多绒毛浆。因此,要尽可能选择较薄的纸尿裤。

(3)比较透气性:纸尿裤透气性越好越不容易引发红屁股、纸尿裤疹等症状。好的纸尿裤既透气又不会使尿液外渗,除了设计剪裁科学外,材料的选用也是很重要的因素。目前大部分品牌纸尿裤表层都是以无纺布为主要原料,再加上一层PE膜以防止反渗,纸尿裤透气性的好坏,取决于无纺布的质量。因此,在选用产品时要将无纺布的质量作为重要指标。

(4)查看有无尿湿显示:现在许多纸尿裤的设计会有一条或者两条尿显线,中间加入了一种一遇到尿液便会变色的化学物质,这种物质对婴幼儿的皮肤是无刺激的。婴幼儿只要尿了,尿显线就会变色,这样可以及时地发现婴幼儿排尿的情况,照护员能快速地知道该更换纸尿裤。所以要尽可能选择有尿显线的纸尿裤。

(5)闻一闻:纸尿裤在生产过程中使用了多种原料和辅助材料,如胶粘剂、纸浆、弹性线等。如果气味不佳甚至有刺激性气味,说明该产品是使用了劣质材料。所以一定要买没有刺激性气味的纸尿裤。

(6)比较吸水性:吸水性好的纸尿裤能较好地保证婴幼儿屁股的干爽,防止红屁股、湿疹等情况。因此尽可能选择吸水性强的纸尿裤。

(7)比较柔软性:越柔软的纸尿裤对婴幼儿的皮肤伤害越小,同时所用材质也越好。外层为纸布膜类型的产品,触感舒适、柔滑。外层为塑料膜的触感较差,软硬度明显不及纸布膜类产品。内层无纺布的用料同样关系到纸尿裤的柔软性,可从手感和软硬度来判断。在产品选用时,一定要仔细辨别,尽量选择柔软性强的产品。

(8)是否有防漏设计:随着婴幼儿一天天长大,活动量也随之增多,如果纸尿裤设计不合理,很可能在活动中发生外漏、侧漏,而选择具有防漏设计的纸尿裤,就可以防止婴幼儿的排泄物渗出。

二、尿布疹

（一）概念

出现在纸尿裤覆盖区域皮肤上的任何刺激反应或疹子都是尿布疹。

（二）种类

由于接触刺激或酵母菌导致。

（三）原因

（1）纸尿裤更换不勤，尿液对臀部皮肤引起刺激。

（2）新生儿的大便稀、量多，便后不清洗。

（3）臀部潮湿，潮湿的环境使局部皮肤的抵抗力下降而发生红臀。

（4）纸尿裤粗糙吸水性差。

（5）自身体质娇嫩。

（6）纸尿裤引发的过敏。

（四）护理

臀部日光浴，充分暴露婴幼儿的小屁股在适宜强度的日光下晒10~20分钟，每日2~3次。若皮肤有潮红、轻中度糜烂可涂芝麻油，也可涂含有0.5%新霉素的炉甘石搽剂或护臀霜；若皮肤糜烂，甚至溃疡，溃烂有脓包，则表明婴幼儿已感染，应遵医嘱选用抗生素软膏涂抹局部。

此时婴幼儿若有发热、精神不好等应立即到儿科就诊。尽量做到有规律地给婴幼儿换纸尿裤（白天每隔2~3小时一次），换上新纸尿裤前让皮肤在空气中风干，可以降低婴幼儿患上尿布疹的风险。

任务评价

学习评价

主题	内容	优秀	良好	一般	较差	很差
学习态度	能准时参加全部课程，按时提交作业，及时查阅教师上传的学习材料	5	4	3	2	1
专业知识	掌握正确更换婴幼儿纸尿裤及臀部护理的操作流程	5	4	3	2	1
研讨精神	积极参与讨论，对其他人的发言能进行合理的分析和提出见解	5	4	3	2	1
团队协作	能很好地融入课堂小组讨论，共同推进学习进程	5	4	3	2	1
沟通交流	能够清晰准确地表达自己的观点，与他人交流时态度语气恰当	5	4	3	2	1

续表

主题	内容	优秀	良好	一般	较差	很差
人文素养	能够关注医学人文知识,有意识地树立职业精神	5	4	3	2	1
信息素养	会检索常见的医学专业文献数据库,主动阅读医学文献	5	4	3	2	1
实践应用	能正确选择合适的纸尿裤及准确说出尿布疹的原因	5	4	3	2	1
自我小结						

企业评价

评价内容		评价标准	分值
评估(15分)	被照护者	1.生命体征、意识状态	4
		2.心理情况:有无哭闹、情绪紧张等,是否进食	2
	环境	干净、整洁、安全、温湿度适宜	3
	照护员	着装整齐	3
	物品	用物准备齐全	3
计划(5分)	预期目标	口述目标:为被照护者选择合适的纸尿裤并更换,同时在臀部涂抹软膏以防尿布疹	5
实施(60分)	观察情况	1.口述:观察婴幼儿纸尿裤及臀部皮肤情况	3
		2.口述:观察婴幼儿的情绪、有无进食等	2
	更换纸尿裤	1.为被照护者更换纸尿裤	15
		2.为被照护者臀部涂抹软膏	15
		3.照护员每次更换纸尿裤后需观察大小便情况	5
	整理记录	1.整理用物,安排幼儿休息或玩耍	10
		2.洗手	5
		3.记录更换纸尿裤后的照护情况	5
评价(20分)		1.操作规范,动作熟练	5
		2.能正确为婴幼儿更换纸尿裤及涂抹软膏	5
		3.态度和蔼,操作过程中动作轻柔,关爱婴幼儿	5
		4.与婴幼儿沟通有效,取得合作	5
总分			100

任务二

婴幼儿大小便观察

任务描述

3个月的小欢是一名母乳喂养的宝宝,不知道为什么这两天的大便次数变多了、变稀了,而且颜色由金黄色变成了绿色。

1.请问小欢的大便次数、性状、颜色改变是怎么回事呢?

2.请简述发生此种情况的原因及预防措施。

工作表单2

小组讨论

婴幼儿身体的运行机制看似只是简单的吃喝拉撒,实则也有复杂的各种因果关系,不同时段甚至不同饮食都会导致其大小便的次数、性状不同。小组讨论:常见的婴幼儿异常大小便情况有哪些?

常见婴幼儿大小便异常:

任务准备

名称	实施条件	要求
环境准备	实训室或实际操作室	光线充足,明亮,室内温湿度适宜
设施准备	婴儿床一张;尿布台一张;婴儿仿真模型一个	无损坏、松动
用物准备	签字笔;记录本;消毒剂	准备齐全,符合要求
人员准备	照护员具备正确识别婴幼儿异常大小便的相关知识	照护员着装整齐,洗净双手,指甲修剪整齐

操作流程

一、评估

(1)婴幼儿:目前的生命体征、情绪状态良好。

(2)环境:干净、整洁、安全、温湿度适宜。

(3)照护员:着装整齐,洗手。

(4)物品:签字笔、记录本、消毒剂。

二、计划

(1)照护员能正确观察婴幼儿大小便。

(2)照护员能根据观察结果,判断婴幼儿大小便是否正常。

三、实施

(1)观察婴幼儿情况:观察婴幼儿小便时是否有尿频、尿急和尿痛的表现;观察婴幼儿大便时有无排便不畅、里急后重等伴随症状。

(2)观察大小便情况:

婴幼儿小便的观察:①观察婴幼儿的排尿次数、尿量、颜色是否正常;②观察婴幼儿是否有少尿、无尿、多尿、膀胱刺激征、尿潴留等异常情况,若发现异常,应询问家长,婴幼儿在家时的饮水进食及排尿情况,及时送婴幼儿到医院就医。

婴幼儿大便的观察:①观察婴幼儿排便的次数、量及性状是否正常;②观察婴幼儿粪便的形状、软硬度、颜色、内容物、气味等有无异常,若发现异常,应与家长联系,了解婴幼儿在家中饮食及排便情况,并及时送婴幼儿到医院就医。

(3)整理用物,洗手,记录。

(4)注意事项:①若婴幼儿患有细菌性痢疾等传染病,应尽早隔离患病婴幼儿,避免交叉感染;②及时与婴幼儿家长沟通,了解婴幼儿在家里的大小便及饮食情况。

四、评价

(1)操作规范,动作熟练。

(2)操作过程中动作轻柔。

(3)态度和蔼,关爱婴儿。

(4)正确观察和判断婴幼儿大小便情况。

任务分析

一、正常大小便的表现

(一)排大便的次数

每个婴幼儿由于排便习惯不同,每天的排便次数也会不同。而且,不同年龄阶段婴幼儿的排便次数也存在很大差异。照护员可以通过以下内容来判断婴幼儿每天的大便是否正常。

1.新生儿

新生儿是指出生后28天内的婴儿。这个阶段婴儿排出的胎便一般为墨绿色，随后过渡为绿色、稀薄的大便，或者伴有奶瓣，一般一天排便2~5次，但有的婴儿会一天排便7~8次。

2.满月至6个月

这个阶段婴儿的大便为黄色软便、匀糊状便或烂便，每天排便6~7次。

4.6个月至1岁

随着辅食的添加，婴儿的饮食结构发生改变，其大便也会有所不同，主要表现为成条的软便、糊状便。一般来说，每天排便2~3次都是正常的。

5.1岁以后

满周岁后的幼儿每天排便的次数与成人比较接近，可能会一天一次。母乳喂养的幼儿大便次数较多，每天排便2~4次；人工喂养的幼儿每天排便1~2次，有的隔天一次，甚至会发生便秘。

（二）大便的颜色

大便的产生与食物有着直接的关系。新生儿出生后，随着身体逐渐发育和开始添加辅食，大便的颜色也逐渐发生变化。

一般来说，婴儿在刚出生的时候，其胃肠道没有任何食物，此时的胎便由羊水、黏液、皮屑等构成，一般呈墨绿色，黏黏糊糊的，没有异味。出生2~4天后，婴儿的大便逐渐变为黄绿色，而且黏性有所下降，为过渡期大便，这也意味着婴儿开始消化吃到的母乳或配方奶了，肠道已经开始工作了。另外，婴儿大便的颜色还与喂养方式有直接关系，母乳喂养和人工喂养就存在很大差别。

1.纯母乳喂养

纯母乳喂状时，婴儿大便的颜色为黄色或有点儿发绿，呈糊状或凝乳状，而且看起来像是芥末和奶酪混合在一起的样子，有一些种子状的小粒。如果婴儿大便的颜色比以前绿一些，可能是因为妈妈吃了平时不常吃的食物，只要婴儿没有其他症状，就无须担心。

2.配方奶喂养

配方奶喂养时，婴儿大便的颜色大多为土黄色，也有的发绿。这主要是因为很多配方奶粉中添加了大量的铁，一旦婴儿无法充分吸收，铁就会被排出，从而使大便的颜色变绿。只要婴儿没有异常，同样无须担心。

3.进食辅食

当婴儿断奶后，或者不单纯依赖母乳或配方奶时，由于辅食的加入，婴儿的大便又会发生变化，颜色逐渐变暗，与成人大便类似，有些时候还与食物的颜色有关。

(三)排尿及尿液特点

因为婴幼儿的尿量不仅存在个体差异,而且与饮水、气温、饮食、活动等有关,所以很难有一个准确的数据,但是以下几个方面可以值得参考。

表5-2-1 婴幼儿排尿次数与尿量

年龄	每天排尿次数	每天排尿量/mL
0~2天	4~5	0~80
3~10天	20~25	30~300
10天至2个月	20~25	120~450
2~6个月	15~20	200~450
6个月至1岁	15~16	400~500
1~3岁	10	500~600

同时应注意婴幼儿尿液颜色。正常婴幼儿尿液淡黄透明,但在寒冷季节放置后可有盐类结晶析出而变浑浊,尿酸盐加热后可溶解,尿液变清,可与脓尿或乳糜尿相区别。

二、异常大小便的表现

(一)小便异常的观察

排尿异常的表现如下:

(1)少尿、无尿:婴幼儿每日尿量<200 mL时,为少尿。若婴幼儿每日尿量<50 mL,为无尿。常见于心脏、肾脏功能衰竭等疾病,应及时就医。

(2)多尿:多由饮水过多引起。若发现长期尿量增多,伴有多饮、多食,并且体重减轻,应去医院检查,常见于儿童糖尿病、尿崩症等。

(3)膀胱刺激征:主要表现为尿频、尿急、尿痛。常由于膀胱及尿道感染和机械性刺激所致,常见于泌尿系统的结石、感染等。

(4)尿潴留:指尿液存留在膀胱内而不能自主排出。表现为下腹部胀痛,排尿困难。常见于膀胱颈或尿道梗阻,脊髓初级中枢活动障碍或受到抑制,不能形成排尿反射。

尿液异常的表现如下:

(1)血尿:指尿液中含有红细胞。血尿颜色的深浅与尿液中所含红细胞的多少有关,尿液中红细胞较多时呈洗肉水色。常见于肾炎,泌尿系统结石、炎症、肿瘤等。

(2)脓尿:是指尿液中含有大量的脓细胞。表现为尿液浑浊,提示泌尿系统感染。

(3)蛋白尿:正常婴幼儿尿中含微量蛋白,定性试验阴性。若持续出现蛋白尿,表现为尿液泡沫过多,应及时去医院就诊,常见于急性肾小球肾炎、肾病综合征等肾脏器质性疾病。

(4)乳糜尿:尿液呈乳白色,常见于胸导管炎症、丝虫病等。

(二)大便异常的观察

排便异常的表现如下:

(1)便秘:正常排便但大便形态发生改变,排便次数减少,或排出过干过硬的大便,且排便不畅、困难。常与婴幼儿饮食、饮水不足,排便时间或活动受到抑制有关。不要擅自给婴幼儿用缓泻药,应及时就医。

(2)腹泻:正常排便但大便形态发生改变,频繁排出松散稀薄的大便甚至水样便,常见于饮食不当、肠道感染等。若出现腹泻次数多、量大、精神差等表现,应立即就医,不要擅自给婴幼儿使用止泻剂。

大便异常的表现为:

包括大便的形状、软硬度、颜色、内容物、气味等异常。不同的大便性状,意味着婴幼儿不同的身体状况。因此,对婴幼儿大便的性状进行了解,能很好地呵护婴幼儿的健康,让婴幼儿快乐成长。

一般来说,照护员需要注意婴幼儿大便的以下五大性状。

1.蛋花汤样大便

一般见于消化不良,喝母乳或配方奶的婴幼儿都可能会出现蛋花汤样大便,每天排便可达5~10次,大便颜色呈淡黄色或白色,有奶瓣,且有酸味,一般没有黏液。如果症状持续2~3天不见好转,就应该到医院进行治疗。

2.水样便

在秋季和冬季,婴幼儿容易受肠道病毒的感染而出现水样大便,排便时呈喷射状,量较多,每天排便次数在10次以上。一旦婴幼儿出现这种情况,就容易伴随脱水、精神不振、吐奶、不吃奶等症状。因此,家长应及早带婴幼儿就诊。

3.绿色稀便

天气发生变化时,婴幼儿由于着凉,或者是吃了难以消化的食物,都容易排出绿色稀便。这样的大便稀薄,呈绿色,每天排便5~10次。

4.黏液便或脓血便

在夏季天气炎热的时候,由于细菌感染的缘故,婴幼儿大便容易带血或带有黏液,一旦发生这种情况,家长应及早带婴幼儿就诊。

5.深棕色泡沫状大便

人工喂养的婴幼儿,如果未到月龄就食用淀粉类食物,或者进食含有过多淀粉或糖的食物，都有可能排出深棕色泡沫状便。缓解的方法是适当调整饮食结构，大便一般能逐渐恢复正常。

学习支持

一、消化系统

消化系统主要包括食管、胃、肠、肝、胆、胰以及腹膜、肠系膜等器官，分为消化道和消化腺。基本的生理功能是摄取、转运、消化食物、吸收营养和排泄废物。消化系统除保证人体获得能源、维持生命外，还能分泌多种激素，调节全身和消化系统的生理功能。

二、消化吸收

消化吸收是指从食物进入口腔，一直到变为废物由肛门排出的过程。婴幼儿需要从食物中获取各种养分，以供身体生长发育。

三、消化道

整个消化道是一条自口腔延至肛门的很长的肌性管道，它不仅包括口腔、咽、食管、胃等，还包括小肠（十二指肠、空肠、回肠）和大肠（盲肠、结肠、直肠）等。消化道犹如一个加工厂，为婴幼儿生产营养、排泄废物。

四、消化腺

食物的消化、吸收和分解除了依靠胃肠的蠕动之外，还需要各消化器官分泌消化液。消化腺就是产生消化液的器官，有小消化腺和大消化腺两种。一般来说，小消化腺散布在消化道各部的管壁内，大消化腺包括唾液腺、肝脏和胰腺。消化腺通过导管与消化道相通，使产生的消化液流入消化道。整个消化系统给婴幼儿带来营养的同时，也为婴幼儿排泄了体内的废物。可见，一个健康的消化系统对婴幼儿的成长非常重要。不过，婴幼儿的各个消化器官的发育尚不完善，其消化功能比成人弱很多，因此，一旦婴幼儿的胃肠道受到轻微刺激，就很容易发生功能失调，如便秘、腹泻、尿频等。

五、消化酶

消化酶的主要作用是促进食物中糖、脂肪、蛋白质的水解，将其由大分子物质变为小分子物质，以便被人体吸收利用。消化酶不足，不仅会影响婴幼儿对营养物质的消化和吸收，而且会引起一系列消化不良的症状，包括胃肠胀气、恶心、腹泻、厌食等。

任务评价

学习评价

主题	内容	优秀	良好	一般	较差	很差
学习态度	能准时参加全部课程，按时提交作业，及时查阅教师上传的学习材料	5	4	3	2	1
专业知识	掌握婴幼儿异常大小便的表现	5	4	3	2	1
研讨精神	积极参与讨论，对其他人的发言能进行合理的分析和提出见解	5	4	3	2	1
团队协作	能很好地融入课堂小组讨论，共同推进学习进程	5	4	3	2	1
沟通交流	能够清晰准确地表达自己的观点，与他人交流时态度语气恰当	5	4	3	2	1
人文素养	能够关注医学人文知识，有意识地树立职业精神	5	4	3	2	1
信息素养	会检索常见的医学专业文献数据库，主动阅读医学文献	5	4	3	2	1
实践应用	知道婴幼儿异常大小便的原因	5	4	3	2	1
自我小结						

企业评价

评价内容		评价标准	分值
评估（15分）	被照护者	1.生命体征、意识状态	4
		2.心理情况：有无哭闹、情绪紧张等，是否进食	2
	环境	干净、整洁、安全、温湿度适宜	3
	照护员	着装整齐	3
	物品	用物准备齐全	3
计划（5分）	预期目标	口述目标：掌握婴幼儿异常大小便的表现，并知道其原因	5
实施（60分）	观察情况	1.口述：观察婴幼儿纸尿裤情况	3
		2.口述：观察婴幼儿的情绪、有无进食等	2
	分析原因	1.为被照护者更换纸尿裤	5
		2.观察纸尿裤里的大便、小便的性状	20
		3.询问家长关于婴幼儿进食的情况	10
	整理记录	1.整理用物，安排婴幼儿休息或玩耍	5
		2.洗手	5
		3.记录纸尿裤清洁后的照护情况	5

续表

评价内容	评价标准	分值
评价(20分)	1.操作规范,动作熟练	5
	2.能正确识别婴幼儿异常大小便的表现	5
	3.态度和蔼,操作过程中动作轻柔,关爱婴幼儿	5
	4.与婴幼儿沟通有效,取得合作	5
总分		100

任务三

婴幼儿如厕习惯训练

任务描述

阿月是一名2岁的小女孩，还没有养成定时大小便的习惯，经常尿裤子，排大便不规律，为此她很苦恼，越来越焦虑、敏感。请问你该如何帮助她养成规律大小便的习惯呢？

工作表单3

小组讨论

随着年龄的增长，婴幼儿开始从被动运动过渡到主动运动，翻身、爬行、走路都是逐渐学会的，同样，自主如厕也是需要学习的必备技能之一。小组讨论：如何为婴幼儿建立良好的如厕习惯呢？

如何为婴幼儿建立良好的如厕习惯：

任务准备

名称	实施条件	要求
环境准备	实训室或实际操作室	光线充足，明亮，室内温湿度适宜
设施准备	照护床一张；椅子一把；婴幼儿仿真模型一个；洗手设施一套	无损坏、松动
用物准备	签字笔一支；笔记本一本；消毒剂；便盆一个；卫生纸一卷；小毛巾一条	准备齐全，符合要求
人员准备	照护员具备婴幼儿大小便相关知识	照护员着装整齐，洗净双手，指甲修剪整齐

操作流程

一、评估

（1）幼儿：目前的健康状态、生命体征，情绪良好，无哭闹现象。

（2）环境：干净、整洁、安全、温湿度适宜。

（3）照护员：着装整齐。

(4)物品:签字笔、便盆、卫生纸、记录本、消毒剂、小毛巾。便盆应为婴幼儿专用的便盆,要求安全、舒适、高度适中、容易清洗、盆底宽阔,多为优质塑料制品。便盆的颜色不要太花哨,以免转移婴幼儿排便时的注意力。

二、计划

(1)婴幼儿学会向照护员表示便意。

(2)婴幼儿养成规律大小便的习惯。

三、实施

(1)观察情况:照护员观察婴幼儿的年龄是否适合训练大小便;是否有大小便前的表现,如突然发呆、面部潮红、两眼直视等。

(2)婴幼儿大小便规律的养成。

照护员应观察婴幼儿排大小便的间隔时间及次数,掌握其规律性,早期识别出婴幼儿排大小便的信号,及时给予回应,提供排大小便的环境,如把便盆放在固定的地方,使婴幼儿熟悉并随时可以使用,有利于建立排大小便的条件反射。

帮助婴幼儿学会向照护员表示便意,定时训练大小便。如入睡前提醒婴幼儿排尿,以免尿床或影响睡眠;定时训练排大便,最好在早晨起床后、早餐前进行,开始时婴幼儿可能便不出来,但只要每日定时给婴幼儿训练,促进排便反射的建立,可逐渐形成规律的排便习惯。

每次排大小便训练时间不宜过长。一般3~5分钟,不超过10分钟,避免婴幼儿产生情绪,适得其反。

(3)整理用物,洗手,记录。

(4)注意事项:①观察婴幼儿大小便的信号,及时做出回应,提供便盆或婴幼儿排便设施;②婴幼儿偶尔会有意外大小便的现象,不要责怪或训斥;③婴幼儿坐便时不要吃东西或玩耍,以免转移排便的注意力;④便盆要经常消毒,保持清洁;⑤指导婴幼儿排大小便后要洗手,养成良好的卫生习惯;⑥每个人的生理发展不同,大小便控制有明显的个体差异,培养时要因人而异,不可急于求成。

四、评价

(1)操作规范,动作娴熟。

(2)操作过程中动作轻柔。

(3)态度和蔼关爱婴幼儿。

(4)帮助婴幼儿建立排大小便习惯。

任务分析

一、培养规律大小便的意义

早期进行大小便的训练，有助于婴幼儿养成规律的生活习惯。规律的生活习惯可以在大脑建立起条件反射，从而提高机体的工作效率。规律大小便能够帮助婴幼儿提高自我生活的能力，帮助其建立自信心，有利于个性的发展。规律大小便还有助于婴幼儿社会行为规范的养成，为婴幼儿适应社会和集体生活奠定基础，促进其社会性行为的发展。

二、婴幼儿大小便前的表现

婴幼儿排尿前常发出一些信号，如打尿颤，玩耍时突然发呆，睡梦中突然扭动身体等。婴幼儿排便前常表现为面部潮红、两眼直视、发出“嗯”声、身体抽动等。照护员接收到婴幼儿发出的这些身体信号，应及时回应，若未及时回应，将会影响婴幼儿以后信号的发出，不利于规律大小便的训练。

三、婴幼儿规律大小便的培养

排便是一种受大脑皮质控制的反射活动。婴幼儿大脑发育尚不完善，对排便中枢的控制能力较弱，所以排尿次数多，并且容易发生夜间遗尿现象。随着婴幼儿生理和心理发育逐渐成熟，大小便也表现出一定的规律性，因此具备了训练大小便的基础。

大小便规律训练是一个漫长的排便反射建立的过程，应循序渐进，不可操之过急，以免造成婴幼儿紧张、焦躁不安或压抑等心理反应。

学习支持

有意识的排便训练，主要是让婴幼儿形成排便的规律性。除此之外，排便训练还能够预防便秘，帮助婴幼儿减轻便秘带来的痛苦，因为不按时排便也是婴幼儿便秘的原因之一。

婴幼儿腹部及盆腔的肌肉正处在发育阶段，排便反射尚不成熟，有了便意常常不知道去卫生间，因此需要进行训练。所以，经过排便训练的婴幼儿较少发生便秘。

有研究显示，经常便秘的婴幼儿中42.1%都是没有经过排便训练的，或是接受的排便训练极不规范。这有力地说明了，婴幼儿功能性便秘与未接受规范的排便训练有着密切的关系。

任务评价

学习评价

主题	内容	优秀	良好	一般	较差	很差
学习态度	能准时参加全部课程，按时提交作业，及时查阅教师上传的学习材料	5	4	3	2	1
专业知识	为婴幼儿提供科学、专业的如厕训练	5	4	3	2	1
研讨精神	积极参与讨论，对其他人的发言能进行合理的分析和提出见解	5	4	3	2	1
团队协作	能很好地融入课堂小组讨论，共同推进学习进程	5	4	3	2	1
沟通交流	能够清晰准确地表达自己的观点，与他人交流时态度语气恰当	5	4	3	2	1
人文素养	能够关注医学人文知识，有意识地树立职业精神	5	4	3	2	1
信息素养	会检索常见的医学专业文献数据库，主动阅读医学文献	5	4	3	2	1
实践应用	能正确选择婴幼儿如厕训练方法并取得一定成效	5	4	3	2	1
自我小结						

企业评价

评价内容		评价标准	分值
评估（15分）	被照护者	1.生命体征、意识状态	4
		2.心理情况：有无哭闹、情绪紧张等，是否进食	2
	环境	干净、整洁、安全、温湿度适宜	3
	照护员	着装整齐，洗手、指甲修剪整齐	3
	物品	用物准备齐全	3
计划（5分）	预期目标	口述目标：正确识别婴幼儿大小便前的表现及培养婴幼儿规律如厕的习惯	5
实施（60分）	观察情况	1.口述：观察婴幼儿是否适合训练大小便	3
		2.口述：观察婴幼儿是否有大小便前的表现	2
	定时训练	1.掌握婴幼儿排大小便规律性，识别其排便信号	15
		2.提供排便的环境	10
		3.定时提醒婴幼儿排大小便	5
	整理记录	1.整理用物，安排婴幼儿休息或玩耍	5
		2.洗手	5
		3.记录定时训练后的照护情况	5

续表

评价内容	评价标准	分值
评价(20分)	1.操作规范,动作熟练	5
	2.能正确识别婴幼儿大小便前的表现及培养婴幼儿规律如厕的习惯	5
	3.态度和蔼,操作过程中动作轻柔,关爱婴幼儿	5
	4.与婴幼儿沟通有效,取得合作	5
总分		100

项目小结

排泄是人体的基本生理需要之一,婴幼儿因身体各组织和器官的功能发育尚不成熟从而影响其的排便、排尿功能,粪便和尿液的质与量也相应发生变化。本项目主要介绍了婴儿纸尿裤更换与臀部护理、大小便的观察及如厕习惯训练。在学习以上内容时,照护员应正确识别更换纸尿裤的时机,仔细观察婴幼儿排便、排尿情况,培养婴幼儿养成规律的大小便,有利于帮助婴幼儿建立健康的行为和生活方式,为其实施科学照护提供依据。

推荐阅读

[1]马克·L.沃尔赖奇.美国儿科学会如厕训练手册[M].2版.崔玉涛,译.北京:化学工业出版社,2020.

[2]塔尼亚·奥尔特曼.美国儿科学会育儿百科[M].7版.王昭昕,译.北京:北京科学技术出版社,2022.

思考练习

1.什么是尿布疹?发生的原因可能有哪些?

2.发生尿布疹后如何护理?

3.关于更换纸尿裤下面哪项说法错误?(　　)

A.在更换纸尿裤前要评估婴幼儿有无哭闹、紧张,是否进食

B.解开纸尿裤后,一只手抓住婴儿双腿,另一只手用纸尿裤的前半部分较洁净处从前向后擦拭婴儿的会阴部和臀部

C.男婴要确保阴茎朝向上方,避免尿液从纸尿裤上方漏出

D.新生儿脐带未脱落时,可将纸尿裤前部的上端向下折,保持脐带残端处于暴露状态。

4.婴幼儿大便通常有哪些颜色及性状?

5.小便异常有哪些表现?

6.婴幼儿排尿、排便前有哪些常见表现?

项目六

婴幼儿睡眠与照护

项目目标

1.能识别婴幼儿睡眠问题,帮助其建立睡眠习惯。

2.了解婴幼儿睡眠的一般规律和不同年龄阶段婴幼儿的睡眠特点。

3.具备婴幼儿睡眠环境设计和实施方法的能力。

学习重难点

1.学习重点:

掌握婴幼儿睡眠环境与习惯的建立。

2.学习难点:

识别婴幼儿发生睡眠问题的表现,帮助家长解决睡眠问题和建立正确的睡眠习惯。

思维导图

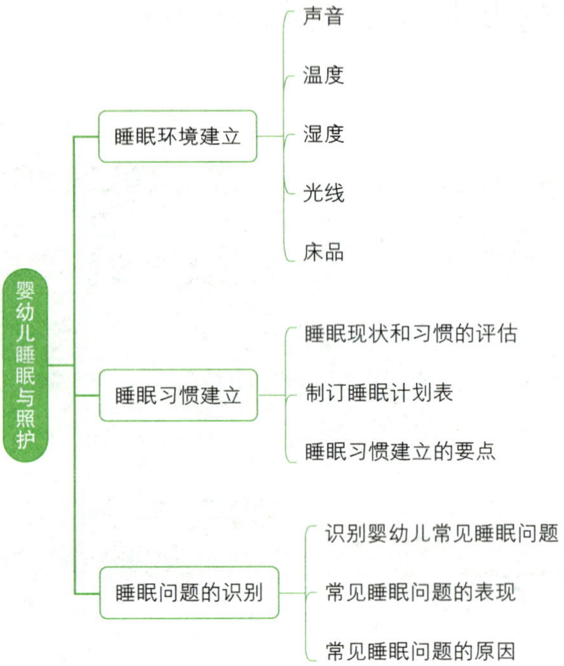
婴幼儿睡眠与照护
睡眠环境建立
声音
温度
湿度
光线
床品
睡眠习惯建立
睡眠现状和习惯的评估
制订睡眠计划表
睡眠习惯建立的要点
睡眠问题的识别
识别婴幼儿常见睡眠问题
常见睡眠问题的表现
常见睡眠问题的原因

任务一
睡眠环境

任务描述

甜甜10个月。妈妈对照护员说甜甜睡觉特别浅,一点声音就会把她惊醒,为了不吵醒她,每次她睡觉的,即使在白天,也是把家里的窗帘拉得紧紧的,不透进来一丝光线,家里人尽量保持安静,不发出声音。即便是这样,甜甜还是很容易惊醒。

(1)分小组讨论,完成工作表单1。

(2)如何建立一个舒适的睡眠环境?

工作表单1

小组讨论

创造良好的睡眠环境有助于婴幼儿高质量睡眠,有利于他们健康成长。小组讨论:哪些环境因素会影响婴幼儿的睡眠质量?

环境因素:

任务准备

名称	条件	要求
环境要求	模拟房间	干净、整洁、温湿度适宜
物品准备	照护床一张;婴幼儿仿真模型;签字笔;记录本;温度计;湿度表;合适的床上用品	清洁、完好无损坏
人员准备	婴幼儿照护员具备指导和帮助解决婴幼儿睡眠问题的理论知识和操作技能	照护员着装整洁

操作流程

一、评估

(1)婴幼儿:姓名、年龄、性别、出生日期等。

(2)环境:干净、整洁、安全、温湿度适宜。

(3)用物完好无破损。

(4)照护员着装整齐。

(5)向家长询问婴幼儿既往的睡眠情况:有无入睡困难,夜醒是否频繁,醒来后的情绪状况,单独睡还是与父母同睡等。

二、计划

建立一个良好的睡眠环境。

三、实施

(1)卧室设置适宜的温湿度:温度20~25 ℃,湿度60%~70%。

(2)日间正常的噪音,夜间尽量保持安静。

(3)日间正常光线,夜间关掉卧室灯光。

(4)大小合适的婴儿床,铺上较硬的床垫、重量合适的被子。

(5)记录并评估婴幼儿入睡时的睡眠环境:入睡时的光亮度、噪音、房间的温湿度、婴儿床、睡衣等。

(6)记录并评估睡眠状况:睡眠时是否打鼾、呼吸是否平稳、浅睡的时长、日间睡眠连续时长、夜间睡眠连续时长。

(7)整理用物,洗手。

(8)注意事项:动作熟练轻柔,避免不必要的伤害,安抚家长的焦虑情绪。

四、评价

(1)操作规范,动作轻柔、熟练。

(2)态度温和,体现人文关怀。

(3)能建立一个良好的睡眠环境。

任务分析

婴幼儿睡眠质量的好坏与环境因素息息相关。噪音、阴暗潮湿、干燥、寒冷、高温,不合适的婴儿床,睡衣过厚都会使婴幼儿难以入睡,或者即使睡着了,也易被惊醒。因此,良好的睡眠环境对预防和治疗睡眠障碍是很重要的。

学习支持

一、如何建立一个良好的睡眠环境

(一)声音

1.噪音

婴幼儿长期暴露在噪音环境中,会引起体内儿茶酚胺分泌增加,神经系统的敏感性和兴奋性增加,导致难以入眠,所以维持较安静的睡眠环境是睡眠的必要条件。同时,也要尽量避免突然的大声干扰。值得注意的是,日间小睡保持正常的环境声音，不需要绝对的安静。如果婴幼儿一直处于过度安静的环境中，他会对噪音变得非常敏感，在夜间即使很小的声音也会惊醒他。

2.助眠声音

单调的声音或节拍常有助于入睡。

（二）温度

合适的环境温度对睡眠很重要，一般来说，理想的卧室温度一般是20~25 ℃。被窝的温度也不应被忽视，理想的身体周围温度应保持在29 ℃。睡觉时穿合适的睡衣，盖合适的被子。温度过低会使婴幼儿在后半夜或者清晨因为冷的刺激早醒，但也不宜穿太多的衣服，过热会增加婴幼儿猝死综合征风险，因此加热器不能靠近婴儿床，因为它会快速加热床上用品，同时也有安全隐患。不能让婴幼儿蒙头睡觉，蒙头睡觉容易导致被子里二氧化碳浓度升高，长时间吸入浑浊的空气对大脑发育有害。

（三）湿度

保证睡眠环境合适的湿度也是很重要的。卧室适宜湿度为60%~70%，被窝里的理想湿度是50%~60%。穿透气吸汗的棉质睡衣，避免睡得满头大汗。

（四）光亮度

在夜间睡眠时要尽量保证卧室黑暗，不要开灯。如果婴幼儿惧怕黑暗，可以开盏小灯，但也应在其入睡后关掉。长期在光亮的环境下睡觉，婴幼儿的眼球和睫状肌不能得到充分休息，一直处于工作状态，影响视力正常发育，容易导致过早近视，还影响生长激素分泌，影响身体发育。但是日间小睡，家长就无须制造黑暗环境，大人也可以继续正常活动，这样能尽快帮婴幼儿建立昼夜节律。

（五）卧室和婴儿床

卧室的主要功能是为人提供休息或睡觉的场地。卧室不要放引发婴幼儿兴奋和恐惧不安的物品。室内空气要保持通畅，确保夜晚睡眠时空气中也有足够的氧气。

婴儿床要选择高度和大小合适的，护栏栏杆的间距不能大于6厘米。小于12月龄的婴儿应该使用硬床垫，躺上后不会下陷，床垫和婴儿床之间没有空隙。床上不要放任何软的床上用品，软的床上用品会使婴儿发生猝死综合征的风险增加。玩具、枕头、体积大的安抚物、较重的毯子也不应该放到婴儿床里，同样容易导致婴儿窒息。

婴儿猝死综合征

任务评价

学习评价

主题	内容	优秀	良好	一般	较差	很差
学习态度	能准时参加全部课程，按时提交作业，及时查阅教师上传的学习材料	5	4	3	2	1
专业知识	掌握影响婴幼儿睡眠的环境因素	5	4	3	2	1
研讨精神	积极参与讨论，对其他人的发言能进行合理的分析和提出见解	5	4	3	2	1
团队协作	能很好地融入课堂小组讨论，共同推进学习进程	5	4	3	2	1
沟通交流	能够清晰准确地表达自己的观点，与他人交流时态度语气恰当	5	4	3	2	1
人文素养	能够关注医学人文知识，有意识地树立职业精神	5	4	3	2	1
信息素养	会检索常见的医学专业文献数据库，主动阅读医学文献	5	4	3	2	1
实践应用	能指导家长建立良好的睡眠环境	5	4	3	2	1
自我小结						

企业评价

评价内容		评价标准	分值
评估（15分）	被照护者	1.生命体征、意识状态	2
		2.心理情况：有无哭闹、情绪紧张等	4
	环境	干净、整洁、安全、温湿度适宜	3
	照护员	着装整齐、洗净双手、指甲修剪整齐	3
	物品	物品准备齐全	3
计划（5分）	预期目标	能建立良好的睡眠环境	5
实施（60分）	观察情况	询问家长婴幼儿最近睡眠的情况	10
	环境建立	1.调节卧室的光线、声音、温湿度	15
		2.选择合适的婴儿床、床上用品	15
	整理记录	1.整理用物	10
		2.记录婴幼儿入睡时、睡着、睡醒后的情况	10
评价（20分）		1.操作规范，动作熟练	10
		2.态度温和，体现人文关怀	10

任务二

睡眠习惯建立

任务描述

棒棒1岁8个月。通过棒棒妈妈填写的儿童睡眠评估量表发现，棒棒每天晚上11:00上床睡觉，白天或夜晚入睡时间超过1个小时，同时入睡后容易惊醒。

(1)分小组讨论，完成工作表单2。

(2)如何指导家长帮助婴幼儿建立良好的睡眠习惯？

工作表单2

小组讨论

良好的睡眠习惯是健康睡眠的重要保证。小组讨论：睡眠习惯包括哪些方面？

睡眠习惯包括：

任务准备

名称	条件	要求
环境准备	模拟房间	干净、整洁、温湿度适宜
设施准备	婴儿床、婴幼儿仿真模型、座椅	无损坏
物品准备	记录本、消毒剂	清洁、无损坏、在有效期内
人员准备	照护员具备婴幼儿睡眠习惯建立的理论知识和操作技能	照护员着装整洁，首饰取下，双手清洁

操作流程

一、评估

(1)睡眠评估：儿童睡眠评估量表。

儿童睡眠评估量表

填表说明：根据最近一个月的睡眠情况填写此表。偶尔：每周少于一次。有时：每周1~2次。经常：每周3~5次。总是：每周6~7次。　　家长联系电话：

姓名		性别		年龄		出生日期	

1. 如果宝宝白天小睡，大约（　　）次/天，一般每次小睡时间（　　），白天总睡眠时间（　　）小时。

2. 睡前一小时，宝宝参与了哪些活动？（可多选）
　□喝奶　□洗澡/洗屁股　□抚触　□亲子互动，如玩游戏、听歌　□听音乐/音乐玩具　□讲故事

3. 宝宝睡前活动固定有序吗？　　是□　　否□

4. 晚上开始哄睡的时间常是：（　　）时（　　）分。从哄睡到睡着一般用（　　）分钟。

5. 晚上宝宝睡着时间是（　　）时（　　）分，早上觉醒时间是（　　）时（　　）分，夜晚总睡眠时间是（　　）小时。

6. 宝宝一般夜醒（　　）次，其中自己醒来（　　）次，大人叫醒（　　）次，每次夜醒时间持续约（　　）分钟。

7. 宝宝睡眠有规律吗？　　□是　　□否

8. 宝宝有自己单独的卧室吗？　　□是　　□否

9. 宝宝有自己单独的睡床吗？　　□是　　□否

10. 宝宝入睡时至少有一个家长在旁边陪伴？　　□是　　□否

11. 昨晚你在什么情况下将宝宝放在床上睡觉？（单选）
　□宝宝完全清醒时　　□宝宝犯困时，但还没睡着　　□宝宝睡着时

12. 宝宝入睡方式是：□自己躺床上单独入睡　□家人抱着，摇晃走动　□含着安抚奶嘴　□吃奶时　□入睡时旁边有人摇小床或小推车　□抱着玩具或其他安抚物　□其他方式：

13. 宝宝睡眠地点：
　□单独房间单独小床　□同房不同床　□与家人同床　□家人抱着或者背着
　□其他地方

14. 你是如何处理宝宝夜醒/夜哭的？（可多选）
　□观察几分钟，看宝宝能否重新入睡　　□用奶瓶给宝宝喂配方奶/母乳
　□安抚宝宝，如说话、抚摸，但不将她抱起　　□将宝宝抱到大人床上去睡
　□将宝宝抱起，并在醒着时重新放在床上　　□将宝宝抱起，直到他重新入睡
　□给宝宝玩具或安抚奶嘴等其他安慰物　　□给宝宝换纸尿裤
　□不做处理，宝宝自己重新入睡　　□其他：

15. 宝宝近期睡眠状况：	从不	偶尔	有时	经常	总是
（1）睡眠时呼吸困难					
（2）睡眠时呼吸暂停					
（3）睡眠时打鼾					
（4）睡眠不安静、惊跳、踢腿					

续表

(5)睡眠时出汗					
(6)白天嗜睡,夜晚睡眠时间少					
(7)夜间大哭大闹					
16. 入睡平均时间超过30分钟,每周2天以上。 □是 □否					
17. 每晚夜醒频繁(3次/晚),常常半夜哭,需抚慰,影响照顾者休息,每周2天以上。 □是 □否					
18. 白天睡眠难控制,夜间清醒;入睡过早,甚至傍晚入睡,每周2天以上。 □是 □否					
调查员: 调查日期:					

(2)环境:干净、整洁、安全、温湿度适宜。

(3)照护员着装整齐,首饰取下,双手清洁。

(4)照护员根据家长填写的儿童睡眠评估量表和询问家长婴幼儿睡眠习惯,综合评估婴幼儿最近的睡眠情况与睡眠习惯。

二、计划

(1)制订睡眠计划表。

(2)帮助婴幼儿建立良好的睡眠习惯。

三、实施

(一)操作前准备

根据评估结果与家长沟通婴幼儿目前的睡眠情况,讲解建立良好睡眠习惯的重要性及方法,与家长共同设计睡眠的时间。

(二)环境建立

(1)温度:房间温度20~25 ℃。

(2)光线:日间睡觉不拉窗帘,保持正常的光线;夜间睡觉前让室内光线暗一些,让婴幼儿感受到,让婴幼儿尽快平静下来。

(3)湿度:房间湿度50%~60%。

(4)声音:在婴幼儿醒着的时候,让室内处于明亮状态,多与婴幼儿玩耍。日间睡觉不必刻意回避说话声、电视声音等。

(5)床品:大小合适的婴儿床、较硬的床垫、合适的床上用品。

(三)建立良好的睡眠习惯

(1)入睡前准备:帮助婴幼儿进行排便,换上干净、舒适的纸尿裤。每晚入睡前有15~25分钟的睡前活动,睡前活动时间、顺序固定,可以是盥洗、讲故事、听轻音乐、说晚安等)。

(2)睡前10分钟进入卧室(就寝房间),保持室内安静,调暗卧室光线(婴幼儿睡着后关掉灯光),可适当给予鼓励、拥抱、安抚,轻声告诉婴幼儿现在是睡觉时间。

(3)观察婴幼儿入睡情况,让婴幼儿舒适地入睡。

(4)协助婴幼儿采取正确睡姿,仰卧或侧卧。

(5)日间睡眠时间和次数:结合婴幼儿年龄安排白天1~4次小睡,每次30~120分钟左右。

(6)晚上睡前至少保持4个小时的清醒状态。

(7)如果婴幼儿白天睡觉时间长,而晚上清醒时间长,可以尝试白天叫醒婴幼儿的方式,通过和他玩耍、户外活动等方式来消耗婴幼儿的精力,扭转日夜颠倒的睡眠模式。

(8)整理用物,洗手,记录婴幼儿入睡时间、睡眠时间、睡眠姿势及清醒后的精神状态。

四、评价

(1)操作规范,动作娴熟。

(2)操作过程中动作轻柔。

(3)态度和蔼关爱婴幼儿。

(4)帮助婴幼儿建立睡眠习惯。

任务分析

睡眠时间和节律是反映婴幼儿身心健康水平的重要指标,良好的睡眠习惯是健康睡眠的重要保证。睡眠习惯包括睡床方式、入睡方式、睡眠姿势等。

在婴幼儿期,睡眠占据其生活的大部分时间。良好的睡眠不仅有助于婴幼儿中枢神经系统的发育和功能形成,对其体格发育,认知、运动的发展等也有重要影响。照护员可通过量表和访谈的方式评估和分析婴幼儿的睡眠状况,帮助家长制订睡眠方案,协助婴幼儿建立良好的睡眠习惯。

学习支持

良好的睡眠习惯是婴幼儿健康生长发育的保障。而不良的睡眠习惯往往会破坏正常的睡眠节律,导致睡眠模式的紊乱,最终发生睡眠障碍。照护员应帮助和指导父母认识睡眠卫生的重要性,分析与寻找不良睡眠习惯产生的原因,并帮助婴幼儿建立良好的睡眠习惯。良好的睡眠习惯包括以下6个方面:

一、睡眠—觉醒时间

刚出生的婴儿还不能区分白天和黑夜。婴儿饿了就会醒来，吃饱了就会睡着。这一状况持续4~6个月，直到体内生物钟发育成熟。生物钟的功能是让个体的体温在夜间下降，并使整个身体的器官调整到睡眠状态。然而，身体的生物钟与一天24小时的节律并不完全合拍，因此婴幼儿需要外界的刺激，如定时的饮食、起床和睡觉等一定的作息规律，以使体内的生物钟调整到正常时间上来。

在出生后第一周，照护员就可以帮助婴儿区别白天和黑夜的差异，如白天适当减少他们的睡眠时间，室内光线亮一些，与他们互动；需要睡觉时，把光线调暗些，尽量不要干扰他们。此外，固定喂奶时间也可以帮助婴儿按照白天、黑夜的节律调整自己的生物钟。父母可以在婴儿出生一周后开始固定睡前最后一次哺乳的时间。婴儿3~4个月后，就可以逐渐从按需哺乳转变到适应昼夜的定时哺乳。1岁后，要培养幼儿良好的作息习惯，即维持规律的作息。规律的作息是最好的助睡办法，一个白天和晚上总是在固定的时间上床的幼儿，几周后将会在同一时间出现睡意，体内生物钟逐步同步。每次睡觉前，至少要保持3个小时的清醒时间，晚上入睡前应至少保持4小时的清醒时间。每次坚持在幼儿醒着的时候将他放到小床上，那么幼儿就很容易习惯固定的睡眠时间，做到准时上床，准时起床。如果睡觉时间结束了，要及时将幼儿唤醒，即使是假期也应保持固定的上床和起床时间，以保证正常的睡眠节律。

睡眠受种族、环境、气质、疾病等多种因素影响，因此婴幼儿的睡眠时间存在个体差异，比如有些婴幼儿的气质类型决定了就是比别人睡得少一些。新生儿每日睡眠时间16~18小时；1岁时每日睡眠时间13~15小时，白天2次小睡：2~3岁时每日睡12~13时，白天可只小睡一次。原则上，只要婴幼儿的精神状态好，食欲正常，没有消化方面的问题，体重良好就可以。但是如果偏离推荐的正常睡眠时间太多，比如新生儿每天只睡12个小时，家长有必要咨询一下医生，进行生长发育方面的监测。

二、就寝时间

规律的就寝时间对婴幼儿的睡眠发展有着重要的作用。在婴儿期早期，昼夜节律不是很明显，很难做到固定时间就寝。但从3~5个月起，婴儿的睡眠逐渐规律，家长应该坚持每天让婴幼儿同一时间入睡，一般以晚7:30~8:30比较合适。如果睡得太晚，一方面不利于婴幼儿入睡，另一方面即便婴幼儿睡了足够长的时间，但可能大部分睡眠处于浅睡眠和快速眼动睡眠期，很少处于深睡眠期，影响婴幼儿的睡眠质量。有些正在为孩子睡眠困扰的父母往往倾向于让孩子一直保持清醒状态到很晚，因为他们认为睡觉时间越晚，孩子就会感觉越累，就越容易入睡。而事实正好相反，许多研究表明当孩子很累的时候，反而越兴奋，越兴奋就越难入睡。因此尽量避免超过9点睡觉，但也不提倡过早上床，以免因过早上床而导致入睡困难，或因早睡而致晨醒较早。

三、睡前活动

成人可以通过采集外在信息来帮助内在的生物钟运转，根据时间来安排就餐时间、睡觉时间。然而，婴幼儿没有办法识别时间，所以其必须要依赖日常活动来感受外界的变化，从而调整他们内在的生物钟。他们需要每天在同一时间吃饭，同一时间睡觉，这样才能保证内在的生物钟运转基本一致。因此合理规律的睡前活动将帮助婴幼儿学会入睡，顺利完成整个夜间的连续睡眠，同时也可以通过一些活动，比如睡前换上睡衣、洗澡、刷牙等，帮助婴幼儿区分睡觉时间和白天时间。这些活动应尽早开始，可以从婴儿满6周到8周就开始，这样有助于减少后期睡眠障碍的发生。

无论是什么活动，贵在坚持，下述有几点建议：

(1)每天活动的内容要基本保持一致，这样能够让婴幼儿对每天晚上的活动都做到心中有数。例如用餐、脱衣服、洗澡、刷牙(如果已长牙了)等一些常规的活动，每天以相同的顺序在固定的时间进行。如果婴幼儿知道下一步会做什么，这样会让他感觉很放松，越放松越容易入睡。

(2)父母或照护员应该从婴儿出生后不久开始建立睡眠常规。刚开始的时候内容可以比较简单，持续时间短，比如就洗个澡、唱一首歌等。随着婴幼儿年龄的增长，内容和时间都可以逐步增加。

(3)确保睡前活动向一个方向进行，例如，一旦进入卧室，光线变暗，就应该给婴幼儿换衣服、拥抱、道午安/晚安等，做好入睡前的准备。

(4)睡前活动尽量控制在20~25分钟，既简短又温馨，如果花2个小时去准备睡前活动，则不叫睡前活动。睡前活动应该包括一些重要而必须的内容，如果正在训练婴幼儿如厕，那么去洗手间就必须是睡前常规中的一项。

(5)结束活动尽量确保婴幼儿处于较安静的状态，不要在睡前讲恐怖故事等，应至少保证婴幼儿在睡前10分钟是在卧室里度过的。父母或照护员也不要在婴幼儿睡觉时在其身边开灯工作、看书、看电视。

四、入睡方式

在成长中，婴幼儿必须学会如何使自己平静，这是其情感发展的必经过程，也是其学会从觉醒状态转入睡眠状态的一个基本前提。这种能力很大程度上是婴幼儿从父母或照护员那里学习获得的。但事实上，在这个过程中，很少婴幼儿能够真正做到自我平静，往往需要借助于某种物体，如奶瓶、奶嘴、毛巾等，或某些行为，如拍、抱、摇动等来安抚自己。儿童心理学家Winnicolt将它们界定为“安慰物”和“安慰行为”。

五、睡眠姿势

常用的睡眠姿势有3种：仰卧、俯卧、侧卧。

仰卧是婴幼儿经常采取的一种睡姿，有利于肌肉的放松，不会使内脏器官受压，内脏负担较小。但仰卧使舌根后坠，有时会阻塞呼吸道，使婴幼儿呼吸困难，并且有吐奶或溢奶习惯的婴儿有发生窒息的风险。

侧卧也是婴幼儿常采取的一种睡姿，尤其是右侧卧位是一种比较好的睡姿，对重要器官无过分压迫，又利于肌肉放松，婴儿溢奶时也不致吸入气管。但一岁以内的婴儿头颅骨缝还未完全闭合，长时间单向侧卧，容易发生脸部两侧不对称，并可能造成斜视。建议左右侧卧交替。

俯卧姿势入睡，可以增加婴儿头部、颈部和四肢的活动，这种姿势只适宜1个月以上的婴儿。采取这种睡姿，要求床要平，不要用枕，垫被不能太软。

在不同的年龄睡眠姿势有不同的要求：(1)新生儿宜采取侧卧位睡眠姿势。(2)对于1岁以内的婴儿，最好3种姿势交替睡，不要总固定一个姿势。也可根据婴儿的特点和不同的情况，交替选择适合的睡眠姿势。(3)对于正常发育的幼儿，睡眠姿势无特殊要求，以舒适和易入睡，入睡后安宁为目标。(4)刚喂完奶，应右侧卧，防止呕吐，有利于胃内食物顺利进入肠道。(5)对于患病的婴幼儿，宜选择舒适、有利于疾病康复的睡觉体位，以促进安睡和病情康复。心脏疾病患儿，最好右侧卧；肺炎患儿或咳嗽剧烈者应垫高枕头，转换体位以利于痰液咳出。(6)睡眠时不宜摇睡、陪睡、搂睡。

六、睡觉方式

(一)同房睡觉

在婴儿出生后几周，许多父母或照护员习惯在自己的床边放一个婴儿床，与婴儿同屋睡觉。因为在刚开始的几周，生活往往比较混乱，无论是白天还是黑夜，经常都需要给婴儿喂奶、更换纸尿裤等。

（二）同床睡觉

1.优点

（1）部分学者认为与家人同睡是自然现象，是婴幼儿情感发育的需要。

（2）婴幼儿在夜里会由于害怕和恐惧而哭闹，也许他只是做了一个噩梦，或者不能处理白天里不愉快的经历，而与父母身体上的亲近能暂时帮助婴幼儿克服恐惧。许多婴幼儿认为，睡在父母床上是一件自然的事情。

（3）对于工作繁忙的父母来说，同床睡觉能促进亲子交流。

（4）有些研究提示同床睡觉有助于防止婴儿发生猝死等意外。目前国际上对此说法不一，另外一些专家则持相反观点。

2.缺点

这种睡觉方式也存在诸多弊端，主要体现在以下几方面：

（1）婴幼儿睡眠障碍的发生率高。他们夜间往往就寝不规律，没有父母的帮助就很难入睡，而且同床睡觉使婴幼儿在睡眠过程中接受的感知觉刺激要多得多，容易促使其夜间醒来。

（2）同床睡觉使婴幼儿养成离不开父母的习性，一发觉父母不在就焦虑、苦恼，无法安静入睡和进行深睡眠，不利于婴幼儿独立人格的形成，而且适应能力差。

（3）与同房睡觉相似，父母也面临着何时让婴幼儿单独睡觉的问题。

（4）安全问题也是一个值得考虑的问题，或许婴幼儿被父母压伤的可能性比较低，但是婴幼儿呼吸道很有可能会被枕头或被子捂住而发生窒息，或者出现孩子掉下床的意外事故。

（5）另一个潜在的弊端是与婴幼儿同床睡觉可能会影响父母正常的夫妻性生活。

（三）睡眠方式选择

婴幼儿规律睡眠习惯

那么，与婴幼儿同房或同床睡觉究竟是对还是错？这可能更多地取决于父母的意愿，而不能这么简单地回答这个问题。但是，如果父母从最初开始就决定只和婴幼儿同床睡觉一段时间，那么父母最好从婴幼儿满3月龄起，就把他转移到自己的小床上去睡，小床可安排在大人床旁，与父母同睡一个房间，这样既满足婴幼儿的情感需求，也方便父母进行夜间照料，还克服了同床睡觉存在的弊端，给婴幼儿创造了一个相对独立的空间，为其过渡到单独睡觉奠定基础。

任务评价

学习评价

主题	内容	优秀	良好	一般	较差	很差
学习态度	能准时参加全部课程，按时提交作业，及时查阅教师上传的学习材料	5	4	3	2	1
专业知识	掌握良好睡眠习惯培养的相关知识	5	4	3	2	1
研讨精神	积极参与讨论，对其他人的发言能进行合理的分析和提出见解	5	4	3	2	1
团队协作	能很好地融入课堂小组讨论，共同推进学习进程	5	4	3	2	1
沟通交流	能够清晰准确地表达自己的观点，与他人交流时态度语气恰当	5	4	3	2	1
人文素养	能够关注医学人文知识，有意识地树立职业精神	5	4	3	2	1
信息素养	会检索常见的医学专业文献数据库，主动阅读医学文献	5	4	3	2	1
实践应用	能指导家长帮助婴幼儿培养良好的睡眠习惯	5	4	3	2	1
自我小结						

企业评价

评价内容		评价标准	分值
评估（15分）	被照护者	1. 生命体征、意识状态	2
		2. 心理情况：有无哭闹、情绪紧张等	2
		3. 监护人填写儿童睡眠评估量表	2
	环境	干净、整洁、安全、温湿度适宜	3
	照护员	着装整齐	3
	物品	物品准备齐全	3
计划（5分）	预期目标	能建立良好的睡眠习惯	5
实施（60分）	睡眠设计	根据评估结果与家长沟通婴幼儿目前的睡眠情况，讲解建立良好睡眠习惯的重要性及方法，与家长共同设计睡眠的时间	20
	环境建立	1. 调节卧室的光线、声音、温湿度	10
		2. 选择合适的婴儿床、合适的床上用品	10
	睡眠习惯	1. 入睡准备	5
		2. 观察婴幼儿入睡情况，记录婴幼儿入睡时间、睡眠时间、睡眠姿势及清醒后的精神状态	15
评价（20分）		1. 操作规范，动作熟练	5
		2. 态度和蔼，关爱婴儿	5
		3. 帮助婴幼儿建立睡眠习惯	10

任务三

睡眠问题的识别

任务描述

悠悠10个月。妈妈对照护员说悠悠每天晚上8:30左右就已经很疲劳了，却不愿意睡觉，总是要到10点钟才能睡着，晚上也会醒2~3次，醒来后大哭，需要大人抱起来走动才能再次入睡。

(1)分小组讨论，完成工作表单3。

(2)发生睡眠问题的原因和干预措施是什么？

工作表单3

小组讨论

如何让婴幼儿睡好觉是家长最关心的育儿问题，那么婴幼儿常见的睡眠问题有哪些呢？

睡眠问题：

任务准备

名称	条件	要求
环境要求	模拟房间	干净、整洁、温湿度适宜
物品准备	照护床一张；婴幼儿仿真模型；儿童睡眠评估量表（见任务二）；签字笔；记录本；手表；合适的床上用品	清洁、完好无损坏
人员准备	照护员具有指导和帮助解决婴幼儿睡眠问题的理论知识和操作技能	照护员着装整洁
	被照护者家长了解婴幼儿情况，并能如实填写儿童睡眠评估量表	

操作流程

一、评估

(1)婴幼儿：姓名、年龄、性别、出生日期等。

(2)环境：干净、整洁、安全、温湿度适宜。

(3)用物准备齐全,完好无破损。

(4)照护员着装整齐。

(5)照护员根据家长填写的儿童睡眠评估量表评估婴幼儿最近的睡眠情况。

(6)观察情况:照护员根据量表内容进行补充询问,以便更全面了解被照护者近期的睡眠情况。

二、计划

能识别婴幼儿常见的睡眠问题。

三、实施

(1)记录并评估入睡前状况:记录入睡时间、睡前活动、入睡方式。

(2)记录并评估睡眠状况:是否打鼾、夜晚平均睡眠时间、是否夜醒、夜醒次数、夜醒持续时间、夜醒是否哭闹、夜醒后是否需要喂奶或者其他安抚方式才能再次入睡。

记录并评估睡眠后状况:睡醒时间、日间是否困倦、日间小睡次数、日间小睡时间及时长。

(3)分析被照护者睡眠问题的原因。

(4)整理用物,洗手。

(5)注意事项:动作熟练、轻柔,保护婴幼儿安全。

四、评价

(1)操作规范,动作轻柔、熟练。

(2)态度温和,体现人文关怀。

(3)能正确识别婴幼儿常见的睡眠问题。

任务分析

(1)睡眠问题本身并不是一种疾病,而是生理或情感问题的外在表现。婴幼儿时期最常见的睡眠问题有入睡困难、夜醒、夜哭、晨醒。长时间的睡眠问题可能使婴幼儿出现生长发育相对缓慢,免疫力、注意力、记忆力等多系统功能受损,并出现行为和情绪问题。

(2)引起婴幼儿睡眠问题的因素很多,除疾病等生理因素外,大多是婴幼儿未建立良好的睡眠习惯导致的睡眠问题。

学习支持

一、常见睡眠问题

(1)入睡困难:入睡平均时间超过30分钟,每周2天以上,一般是指婴幼儿发出犯困信号,如揉眼、打哈欠、注视远方、吸吮手指等,这时家长开始哄睡婴幼儿到其睡着所需的时间。

(2)夜醒：婴幼儿睡眠维持困难，不能整夜连续睡眠，夜间觉醒时间长。部分婴幼儿醒来后会再入睡困难，需要喂食、安抚奶嘴或者依赖的安抚方式才能重新入睡，如抚摸、摇晃、轻拍等，影响照护员休息。

(3)夜哭：夜间睡眠不安，夜醒伴哭泣。部分婴幼儿在出生后的3个月，每天都要定时哭闹一段时间，通常在下午后半段或黄昏时发生，一次持续3小时或更长，可能和婴幼儿肠绞痛有关，这种啼哭家长很难安抚。

(4)晨醒：同成年人一样，有些婴幼儿存在早起的倾向，一旦醒来很难再次入睡。

二、睡眠问题产生原因

(一)入睡困难

引起婴幼儿入睡困难的原因多种多样，在不同的年龄阶段可能不一样。

(1)家长没有创造一个安静舒适的睡眠环境。如室内温度不适宜，空气闭塞；婴幼儿上床后，家长仍在房间看电视、玩手机、说话等。

(2)有的婴幼儿入睡困难，与睡前活动紧张、兴奋有关。惊险的故事或电视、睡前做紧张的游戏会使婴幼儿一时无法入睡。

(3)害怕、恐惧的心理也是引起婴幼儿入睡困难的常见原因。不同年龄阶段的婴幼儿害怕的内容不同。例如，婴儿可能会因为突然的移动、晃动或大声说话而受惊吓；幼儿则对陌生人、陌生环境、分离等比较敏感；而学龄前儿童一个人独处时，往往害怕黑暗、想象中的怪物等。

(4)平时没有养成良好的睡眠习惯，如作息时间不规律，对于婴幼儿睡觉、喂奶，父母没有固定的时间安排；晚上睡觉时，父母给予过度的关注。

(5)有些婴幼儿入睡困难可能跟他的气质类型有关，比如难养型婴幼儿对周围环境的改变适应能力较差，而且情绪反应强烈，夜间往往比较难自我平静而入睡。

(二)夜醒

夜醒发生的原因较复杂，除部分是由于脑损伤或发育迟缓和特殊的气质特征外，主要是由于抚育不当，家庭生活环境不良和应激事件，使其睡眠生理节律长久不能建立。

(1)环境因素影响：如光线过强、噪音、卧室过冷或过热、暴露在吸烟的环境等，都会造成夜醒。睡眠地点的频繁改变也是影响婴幼儿睡眠的常见因素。

(2)家长护理不当：给予婴幼儿过多的关注和干预。婴幼儿有自己的睡眠方式和觉醒规律，而与家长不了解这一点，对他们的睡眠给予不合适的干扰，则可能导致夜醒。例如，婴幼儿在浅睡眠时常有睁眼、吸吮、哭闹、翻身等无意识的行为动作，家长却误认为婴幼儿醒了，把他唤醒，久而久之婴幼儿就夜醒。此外，6个月后的婴幼儿夜间无须进食，但家长担心婴幼儿饥饿，在夜间唤醒婴幼儿喂奶，婴幼儿摄入大量液体使夜尿增多，也将干扰婴幼儿夜间睡眠的维持。

（3）躯体疾病：中枢神经系统损害和发育异常也可引起夜醒。

（4）牛奶过敏或某种配方奶过敏：多发生在出生后几周至几个月，是早期最常见的导致夜醒的原因，婴儿会因频繁腹痛而夜醒。

（5）出牙导致的不舒服会让婴幼儿夜醒：这种情况一般在出生后3个月会出现。牙齿萌出前周围的牙龈会肿胀有压痛，可能还会有轻微的体温升高，也会让婴幼儿夜醒。

（三）夜哭

部分婴幼儿在出生后前3个月，每天都要定时哭闹一段时间，通常发生在下午后半段或黄昏时，一次持续3小时或更长，可能和婴幼儿肠绞痛有关，这种啼哭家长很难安抚。也有最新实验提示，婴儿只有几周大，每天却要处理大量的信息和刺激，处于过度负担状态才哭泣。有的婴幼儿夜哭是因为睡眠节律尚未形成，睡眠无规律，生物钟紊乱，无法调节睡眠。另外，白天受了惊吓，吃得过饱或过于饥饿，腹痛、呼吸道感染、鼻塞等，均会造成婴幼儿夜哭。有的婴幼儿还会一种心理性啼哭，本来是依偎在妈妈怀里睡着的，醒来发现妈妈没有搂着自己睡觉，就哭闹，目的是引起关注。

（四）晨醒

有些婴幼儿是因为夜间过早睡觉，如晚上7点或更早上床睡觉，早上5点或6点醒来；有些婴幼儿是因为饥饿醒来；还有是因为家里有人必须很早起床，此时婴幼儿睡眠已得到大部分满足，如果被嘈杂声吵醒，很难再次入睡。

睡眠联结

任务评价

学习评价

主题	内容	优秀	良好	一般	较差	很差
学习态度	能准时参加全部课程，按时提交作业，及时查阅教师上传的学习材料	5	4	3	2	1
专业知识	能识别婴幼儿的睡眠问题	5	4	3	2	1
研讨精神	积极参与讨论，对其他人的发言能进行合理的分析和提出见解	5	4	3	2	1
团队协作	能很好地融入课堂小组讨论，共同推进学习进程	5	4	3	2	1
沟通交流	能够清晰准确地表达自己的观点，与他人交流时态度语气恰当	5	4	3	2	1
人文素养	能够关注医学人文知识，有意识地树立职业精神	5	4	3	2	1

续表

主题	内容	优秀	良好	一般	较差	很差
信息素养	会检索常见的医学专业文献数据库，主动阅读医学文献	5	4	3	2	1
实践应用	能指导家长解决婴幼儿的睡眠问题	5	4	3	2	1
自我小结						

企业评价

评价内容		评价标准	分值
评估（15分）	被照护者	1.生命体征、意识状态	4
		2.心理情况：有无哭闹、情绪紧张等	2
	环境	干净、整洁、安全、温湿度适宜	3
	照护员	着装整齐	3
	物品	物品准备齐全	3
计划（5分）	预期目标	能正确识别婴幼儿常见的睡眠问题	5
实施（60分）	观察情况	通过询问家长及儿童睡眠评估量表了解婴幼儿最近的睡眠情况	10
	分析记录	1.记录婴幼儿入睡时、睡着、睡醒后的情况	10
		2.识别婴幼儿的睡眠问题	15
		3.分析引起睡眠问题的原因	15
	整理	整理用物	10
评价（20分）		1.操作规范，动作熟练	10
		2.态度温和，体现人文关怀	10

项目小结

睡眠是人类最重要的活动之一，睡眠的质量对婴幼儿的健康成长尤为重要，可以促进机体生长、增强免疫功能，影响行为习惯和心理健康。照护员通过学习不同年龄阶段婴幼儿的睡眠特点，识别婴幼儿睡眠问题，掌握婴幼儿睡眠环境与习惯的建立方法，帮助婴幼儿养成良好的睡眠习惯和生活方式，促进婴幼儿健康成长。

思考练习

1.影响婴幼儿睡眠的环境因素有哪些？

2.婴幼儿常见的睡眠问题有哪些？

推荐阅读

刘玺诚，王惠珊.婴幼儿睡眠与成长[M].北京：中国中医药出版社，2011.

项目七

婴幼儿计划免疫

项目目标

1.掌握免疫方法、疫苗分类，以及预防接种的准备和注意事项。

2.能识别预防接种的常见反应并进行简单处理，了解过敏性休克的处理流程。

3.培养照护员具备指导婴幼儿监护人理解国家免疫规划疫苗儿童免疫程序的能力。

学习重难点

学习重点：

1.掌握免疫方法、疫苗分类，以及预防接种的准备和注意事项。

2.能指导婴幼儿监护人理解国家免疫规划疫苗儿童免疫程序。

学习难点：

过敏性休克的处理流程，轻中度疑似预防接种异常反应、重度疑似预防接种异常反应的原因、临床表现以及处理。

思维导图

- 婴幼儿计划免疫
  - 免疫方式和程序
    - 免疫方法
    - 疫苗分类
    - 国家免疫规划疫苗儿童免疫程序
  - 预防接种的准备和注意事项
    - 皮下注射疫苗操作流程
    - 预防接种的准备
  - 预防接种的常见反应和处理
    - 过敏性休克抢救流程
    - 疑似预防接种异常反应概述
    - 轻中度疑似预防接种异常反应
    - 重度疑似预防接种异常反应

任务一

免疫方式和程序

任务描述

依依是早产出生的，现在1月龄了。依依的妈妈向预防接种预检分诊人员询问以下几个问题：

(1)现在社会个人卫生和环境都明显改善了，还有必要接种疫苗吗？

(2)为什么要按照国家免疫规划进行接种呢？

工作表单1:

小组讨论

现在社会个人卫生和环境都明显改善，国家仍然大力强调儿童按照国家免疫规划进行接种。小组讨论：为什么要按照国家免疫规划进行接种呢？

原因分析：

任务准备

名称	条件	要求
环境准备	宽敞、明亮的房间	干净、整洁、温湿度适宜
体检器材	体温计、听诊器、压舌板、电筒、血压计等	
人员准备	接种人员具备婴幼儿预防接种的理论知识和操作技能	对婴幼儿进行预防接种前健康查体、核查接种禁忌以及接种宣教
	监护人陪同婴幼儿就诊，并携带预防接种证	

操作流程

一、评估

(1)婴幼儿：姓名、年龄、性别、出生日期等。

(2)环境：干净、整洁、安全、温湿度适宜。

(3)体检器材：完好，无破损。

(4)操作人员：着装整齐。

二、计划

了解预防接种前准备流程。

三、实施

（一）查对婴幼儿预防接种证

查对预防接种证：预防接种证姓名、出生日期等基础信息；检查婴幼儿是否按规定接种国家免疫规划疫苗；疫苗与剂次、接种日期、疫苗批号、有效期、生产企业、接种部位等接种记录资料。

（二）检查婴幼儿健康状况、核查接种禁忌

医务人员询问婴幼儿的健康状况以及是否有接种禁忌等情况，并如实记录告知和询问情况。婴幼儿监护人应当如实提供婴幼儿的健康状况和接种禁忌等情况。当对婴幼儿的健康状况有怀疑时，应建议其到医院进行检查后，决定是否预防接种。

表 7–1–1　预防接种前提问一览表

提问	提示问题
婴幼儿对食物疫苗成分或乳胶等有严重过敏史吗？	对疫苗成分或以前接种的疫苗发生严重过敏是今后接种该疫苗的禁忌证
婴幼儿对蛋类有严重全身过敏反应吗？	禁忌接种黄热病疫苗
婴幼儿以前接种疫苗发生过严重反应吗？	严重反应是今后接种疫苗的禁忌证和慎用证
婴幼儿有原发性免疫缺陷病吗？	禁忌减毒活疫苗（C1~C9 补体缺陷患者除外）
婴幼儿有感染、恶性肿瘤、免疫抑制剂的使用等引起继发性免疫功能低下吗？	除获得性免疫缺陷综合征感染者外的其他免疫缺陷或正在接受全身免疫抑制治疗者，可以接种灭活疫苗，原则上不予接种减毒活疫苗（补体缺陷患者除外）
婴幼儿有 Barth 综合征吗？	不建议接种减毒活疫苗
婴幼儿有哮喘、肺结核吗？	哮喘急性发作、肺结核活动期，尤其是全身应用糖皮质激素时应暂缓接种
婴幼儿有先天性心脏病、心衰、心肌炎、心包炎吗？	伴有心功能不全、严重肺动脉高压等并发症，复杂发绀型先天性心脏病需住院手术者，合并免疫缺陷、严重营养不良、急性心衰、心肌炎、心包炎急性期，暂缓接种
婴幼儿或近亲有无癫痫，婴幼儿患过吉兰–巴雷综合征吗？	有癫痫发作史或家族中一级亲属有癫痫发作史，不应接种麻腮风水痘联合疫苗，癫痫诊断未明确、发作未完全控制或病情进行性加重应暂缓接种。患过吉兰–巴雷综合征的婴幼儿不应该接种百白破联合疫苗、流感病毒减毒活疫苗、流感病毒灭活疫苗

续表

提问	提示问题
婴儿现有病理性黄疸吗?	生命体征平稳,可正常接种乙肝疫苗,明确病因后再决定是否接种其他疫苗
婴儿是早产儿吗?	体重<2.5 kg,可暂缓接种卡介苗,待体重≥2.5 kg,生长发育良好时,可接种卡介苗
婴幼儿有肛周脓肿吗?	肛周脓肿发作期间,如局部症状轻,无全身感染,血常规等炎症指标正常,暂缓接种减毒活疫苗;如局部脓肿明显,或合并全身症状,暂缓所有疫苗接种,其余根据实际情况而定

(三)预防接种前健康宣教

(1)监护人在接种前保持婴幼儿皮肤清洁,尤其是接种部位。婴幼儿接种时避免空腹和过度疲劳,应让婴幼儿充分休息。

(2)告知婴幼儿的监护人本次所接种疫苗的品名、作用、禁忌、可能出现的不良反应以及注意事项,并如实记录告知情况。

四、评价

(1)操作规范,操作过程流畅。

(2)态度温和,体现人文关怀。

任务分析

(1)如果不实施预防接种,疫苗针对的一些已经不常见的传染病很快就会卷土重来。并且预防接种是最有效的、最经济的公共健康预防措施,使许多传染性疾病的发病率大幅度降低,最成功的是在全球范围内消灭天花。

(2)按照国家免疫规划进行接种,才能充分发挥疫苗的免疫效果,减少预防接种不良反应的发生,能够避免资源的浪费,有效保护易感人群。

学习支持

一、计划免疫概述

儿童计划免疫是根据免疫学原理、儿童免疫特点和传染病疫情的监测情况制定的免疫程序,是有计划、有目的地将生物制品接种到儿童身体中,以确保其获得可靠的抵抗疾病的能力,从而达到预防、控制乃至消灭相应传染病的目的。预防接种是计划免疫的核心。

二、免疫方式

免疫预防是宿主抵御、清除入侵病原微生物的免疫防护作用,即通常所指的抗感染免疫,是免疫系统最基本的功能。免疫预防根据免疫机制可分为主动免疫和被动免疫。

表7-1-2 免疫预防分类

免疫机制	分类	主要方式	免疫形式
主动免疫：抗原物质刺激机体产生免疫反应，免疫时间持续长	天然主动免疫	自然感染产生免疫力	感染后产生抗体
	人工主动免疫：采用抗原性制剂	接种产生特异性自动免疫力	灭活疫苗、减毒活疫苗以及组分疫苗（亚单位疫苗、基因工程疫苗、合成疫苗）
被动免疫：机体接受抗体、致敏淋巴细胞或产物获得特异性免疫能力	天然被动免疫	母亲抗体 胎盘—胎儿	母亲抗体
	人工被动免疫	抗原或病原特异性免疫效应制剂作用于机体	抗毒素、异体高价免疫血清和特异性免疫球蛋白

三、疫苗分类

疫苗是指为预防控制疾病的发生、流行，用于人体免疫接种的预防性生物制品。疫苗按其组成成分和生产工艺分为以下几种类型。

灭活疫苗是指病原微生物经培养、增殖，用物理化学方法灭活以去除其增殖能力后制成的疫苗。

减毒活疫苗是指采用病原微生物的自然弱毒株或经培养传代等方法减毒处理后获得致病力减弱、免疫原性良好的病原微生物减毒株制成的疫苗。

基因工程重组蛋白疫苗是指采用基因重组技术将编码病原微生物保护性抗原的基因重组到细菌（如大肠埃希菌）、酵母或细胞，经培养、增殖后，提取、纯化所表达的保护性抗原制成的疫苗。

结合疫苗是指由病原微生物的保护性抗原成分与蛋白质载体结合制成的疫苗。

联合疫苗是指由两个或以上活的、灭活的病原微生物或抗原成分联合配制而成的疫苗，用于预防不同病原微生物或同一种病原微生物的不同血清型引起的疾病。

表7-1-3 疫苗种类与典型应用

疫苗种类	典型疫苗
灭活疫苗	甲肝灭活疫苗、流感灭活疫苗、狂犬病疫苗、乙脑灭活疫苗、灭活脊髓灰质炎疫苗
减毒活疫苗	卡介苗、乙脑减毒活疫苗、风疹病毒疫苗、口服脊髓灰质炎疫苗、麻疹疫苗
基因工程重组蛋白疫苗	重组乙型肝炎疫苗
结合疫苗	B型流感嗜血杆菌结合疫苗、A群和B群脑膜炎球菌结合疫苗、肺炎球菌结合疫苗
联合疫苗	吸附百白破联合疫苗、麻腮风联合减毒活疫苗

四、国家免疫规划疫苗儿童免疫程序

疫苗包括免疫规划疫苗和非免疫规划疫苗。免疫规划疫苗是指居民应当按照政府的规定接种的疫苗，包括国家免疫规划确定的疫苗，省、自治区、直辖市人民政府在执行国家免疫规划时增加的疫苗，以及县级以上人民政府或者其卫生健康主管部门组织的应急接种或者群体性预防接种所使用的疫苗。非免疫规划疫苗是指由居民自愿接种的其他疫苗。免疫程序是指对某一特定人群（如儿童）预防传染病需要接种疫苗的种类、次序、年（月）龄、剂量、部位及有关要求所做的具体规定。

（一）接种年龄

（1）接种起始年龄：免疫程序表所列各疫苗剂次的接种时间，是指可以接种该剂次疫苗的最小年龄。

（2）儿童年龄达到相应剂次疫苗的接种年龄时，应尽早接种，建议在下述推荐的年龄之前完成国家免疫规划疫苗相应剂次的接种：

①乙肝疫苗第1剂：出生后24小时内完成。

②卡介苗：小于3月龄完成。

③乙肝疫苗第3剂、脊灰疫苗第3剂、百白破疫苗第3剂、麻腮风疫苗第1剂、乙脑减毒活疫苗第1剂或乙脑灭活疫苗第2剂：小于12月龄完成。

④A群流脑多糖疫苗第2剂：小于18月龄完成。

⑤麻腮风疫苗第2剂、甲肝减毒活疫苗或甲肝灭活疫苗第1剂、百白破疫苗第4剂：小于24月龄完成。

⑥乙脑减毒活疫苗第2剂或乙脑灭活疫苗第3剂、甲肝灭活疫苗第2剂：小于3周岁完成。

⑦A群C群流脑多糖疫苗第1剂：小于4周岁完成。

⑧脊灰疫苗第4剂：小于5周岁完成。

⑨白破疫苗、A群C群流脑多糖疫苗第2剂、乙脑灭活疫苗第4剂：小于7周岁完成。

如果儿童未按照上述推荐的年龄及时完成接种，应根据补种通用原则和每种疫苗的具体补种要求尽早进行补种。

（二）同时接种原则

（1）不同疫苗同时接种：两种及以上注射类疫苗应在不同部位接种。严禁将两种或多种疫苗混合吸入同一支注射器内接种。

（2）现阶段的国家免疫规划疫苗均可按照免疫程序或补种原则同时接种。

(3)不同疫苗接种间隔:两种及以上注射类减毒活疫苗如果未同时接种,应间隔不小于28天进行接种。国家免疫规划使用的灭活疫苗和口服类减毒活疫苗,如果与其他灭活疫苗、注射或口服类减毒活疫苗未同时接种,对接种间隔不做限制。

(三)补种通用原则

未按照推荐年龄完成国家免疫规划规定剂次接种的小于18周岁人群,在补种时掌握以下原则:

(1)应尽早进行补种,尽快完成全程接种,优先保证国家免疫规划疫苗的全程接种。

(2)只需补种未完成的剂次,无须重新开始全程接种。

(3)当遇到无法使用同一厂家同种疫苗完成接种程序时,可使用不同厂家的同种疫苗完成后续接种。

(四)流行季节疫苗接种

国家免疫规划使用的疫苗都可以按照免疫程序和预防接种方案的要求,全年(包括流行季节)开展常规接种,或根据需要开展补充免疫和应急接种。

(五)接种部位

疫苗接种途径通常为口服、肌内注射、皮下注射和皮内注射。注射部位通常为上臂外侧三角肌处和大腿前外侧中部。当多种疫苗同时注射接种(包括肌内、皮下和皮内注射)时,可在左右上臂、左右大腿分别接种,卡介苗选择上臂。

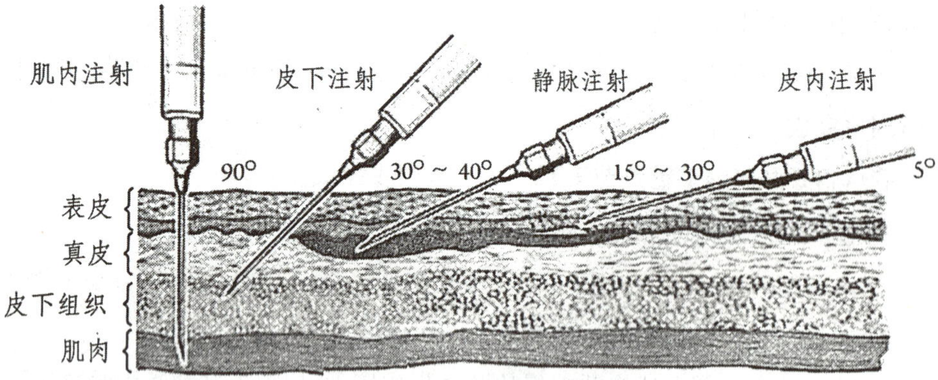

图7-1-1 注射部位

表 7-1-4 国家免疫规划疫苗儿童免疫程序表（2021 年版）

可预防疾病	疫苗接种	接种途经	剂量	英文缩写	接种年龄														
					出生时	1月	2月	3月	4月	5月	6月	8月	9月	18月	2岁	3岁	4岁	5岁	6岁
乙型病毒性肝炎	乙肝疫苗	肌内注射	10或20 μg	HepB	1	2					3								
结核病[1]	卡介苗	皮内注射	0.1 mL	BCG	1														
脊髓灰质炎	脊灰灭活疫苗	肌内注射	0.5 mL	IPV			1	2											
	脊灰减毒活疫苗	口服	1粒或2滴	bOPV					3								4		
百日咳、白喉、破伤风	百白破疫苗	肌内注射	0.5 mL	DTaP				1	2	3				4					
	白破疫苗	肌内注射	0.5 mL	DT															5
麻疹、风疹、流行性腮腺炎	麻腮风疫苗	皮下注射	0.5 mL	MMR								1		2					
流行性乙型脑炎[2]	乙脑减毒活疫苗	皮下注射	0.5 mL	JE-L								1			2				
	乙脑灭活疫苗	肌内注射	0.5 mL	JE-I								1、2			3				4
流行性脑脊髓膜炎	A群流脑多糖疫苗	皮下注射	0.5 mL	MPSV-A							1		2						
	A群C群流脑多糖疫苗	皮下注射	0.5 mL	MPSV-AC												3			4
甲型病毒性肝炎[3]	甲肝减毒活疫苗	皮下注射	0.5或1.0 mL	HepA-L										1					
	甲肝灭活疫苗	肌内注射	0.5 mL	HepA-I										1	2				

注：

1. 主要指结核性脑膜炎、粟粒性肺结核等。

2. 选择乙脑减毒活疫苗接种时，采用两剂次接种程序。选择乙脑灭活疫苗接种时，采用四剂次接种程序；乙脑灭活疫苗第1、2剂间隔7~10天。

3. 选择甲肝减毒活疫苗接种时，采用一剂次接种程序。选择甲肝灭活疫苗接种时，采用两剂次接种程序。

新冠病毒疫苗分类

任务评价

学习评价

主题	内容	优秀	良好	一般	较差	很差
学习态度	能准时参加全部课程，按时提交作业，及时查阅教师上传的学习材料	5	4	3	2	1
专业知识	掌握国家免疫规划疫苗儿童免疫程序、免疫方法、疫苗分类，了解免疫接种前准备流程	5	4	3	2	1
研讨精神	积极参与讨论，对其他人的发言能进行合理的分析和提出见解	5	4	3	2	1
团队协作	能很好地融入课堂小组讨论，共同推进学习进程	5	4	3	2	1
沟通交流	能够清晰准确地表达自己的观点，与他人交流时态度语气恰当	5	4	3	2	1
人文素养	能够关注医学人文知识，有意识地树立职业精神	5	4	3	2	1
信息素养	会检索常见的医学专业文献数据库，主动阅读医学文献	5	4	3	2	1
实践应用	能准确描述国家免疫规划疫苗儿童免疫程序、免疫方法、疫苗分类	5	4	3	2	1
自我小结						

企业评价

评价内容		评价标准	分值
评估（15分）	婴幼儿	姓名、年龄、性别、出生日期等	5
	环境	干净、整洁、安全、温湿度适宜	3
	体检器材	用物准备齐全	5
	操作人员	着装整齐	2
计划（5分）	预期目标	了解预防接种前准备流程	5
实施（60分）	查对预防接种证	口述：预防接种证的查对内容	15
	检查婴幼儿健康状况、核查接种禁忌	1. 口述：健康查体的内容	10
		2. 口述：预防接种禁忌	10
	健康宣教	口述：预防接种前健康宣教内容	10
	整理记录	1. 整理用物，协助婴幼儿穿好衣物	5
		2. 洗手	5
		3. 记录健康查体、预防接种禁忌情况	5
评价（20分）		1. 操作规范，操作过程流畅	10
		2. 态度温和，体现人文关怀	10

任务二
预防接种的准备和注意事项

任务描述

然然现在8月龄了，然然的妈妈带着然然去接种第一剂麻腮风疫苗。然然的妈妈向预防接种医务人员询问以下几个问题：

(1)然然在接种疫苗时是使用酒精消毒吗？

(2)然然接种该种疫苗后需要留观吗？

工作表单2

小组讨论

为更好地落实免疫规划目标和任务，确保计划免疫接种工作顺利实施及安全接种。小组讨论：预防接种的准备和注意事项具体有哪些？

预防接种的准备和注意事项：

任务准备

名称	条件	要求
环境准备	光线明亮，空气新鲜的预防接种室	干净、整洁、温湿度适宜
医疗急救设备、药品准备	肾上腺素注射液、听诊器、血压计、血氧饱和度监测仪、除颤仪、吸氧设备、地塞米松、盐酸异丙嗪、简易呼吸器、葡萄糖等	“五定”管理
物品准备	注射盘：准备砂轮、弯盘、皮肤消毒液(75%乙醇)、无菌棉签、无菌纱布或棉球、开瓶器、2 mL注射器、0.45 mm针头、无菌盘、疫苗 医嘱单、一次性橡胶手套、速干手消毒剂、锐器盒、医用垃圾桶、生活垃圾桶	
人员准备	接种人员熟练掌握疫苗接种技术和操作流程，明确接种适应症和禁忌证，掌握特殊健康状态婴幼儿的接种要求，掌握疑似预防接种异常反应的紧急救治流程	接种人员具备接种资质；衣帽整洁，指甲修剪整齐，双手清洁，戴口罩，戴手套
	婴幼儿不宜空腹	婴幼儿符合疫苗接种程序，无疫苗接种禁忌证，家长签署知情同意书

操作流程

一、评估

(1)婴幼儿:姓名、年龄、性别、出生日期等。

(2)环境:干净、整洁、安全、温湿度适宜。

(3)注射用品完好,无破损,在有效期内。

(4)操作人员着装整齐。

二、计划

了解皮下注射疫苗操作流程。

三、实施

皮下注射疫苗操作流程如表7-2-1所示。

表7-2-1 皮下注射疫苗操作流程

操作步骤	要点与说明
1.查对与解释	严格执行查对制度,解释疫苗注射的目的、方法等
2.铺无菌盘	
3.检查药液	严格检查疫苗质量
4.抽吸药液(粉剂疫苗)	
(1)从安瓿瓶内抽吸疫苗稀释剂(灭菌注射用水)	
①消毒折断:将安瓿尖端药液弹至体部,在安瓿颈部划一锯痕,用75%乙醇棉签消毒后,垫无菌纱布或棉球折断安瓿。安瓿颈部若有蓝色标记,则无须划痕,用75%乙醇棉签消毒颈部后,垫无菌纱布或棉球折断安瓿	垫无菌纱布或棉球折断安瓿,以防止锐器伤
②抽吸药液:持注射器,将针头斜面向下置入安瓿内的液面下,持活塞柄,抽动活塞,抽吸药液	针头不可触及安瓿外口,针尖斜面向下,利于吸药。 抽药时不可触及活塞体部,以免污染药液
(2)自密封瓶内抽吸药液	
①消毒瓶塞:除去密闭瓶盖,常规消毒瓶塞,待干 ②注入疫苗稀释剂与空气:注射器吸入与所需药液等量的空气,食指固定针栓,将针头插入瓶内,注入疫苗稀释剂与空气 ③溶解药液:粉剂疫苗在疫苗稀释剂中充分溶解 ④抽药:倒转药瓶,使针头在液面下,吸取药液至所需量 ⑤拔针:以食指固定针栓,拔出针头 ⑥更换针头	75%乙醇消毒瓶塞 注入空气以增加瓶内压力,利于吸药

续表

操作步骤	要点与说明
5. 排尽空气 将针头垂直向上，轻拉活塞，使针头内的药液流入注射器，并使气泡集于乳头口，轻推活塞，驱出气体	如注射器乳头偏向一边，排气时，使注射器乳头向上倾斜，使气泡集中于乳头根部，驱出气体
6. 保持无菌 排气毕，再次核对无误，放入无菌盘内	注意防止锐器伤
7. 定位消毒 选择注射部位，常规消毒皮肤，待干	选择的注射部位为上臂三角肌下缘，接种部位要避开疤痕、炎症、硬结和皮肤病变处；75% 乙醇消毒皮肤
8. 二次查对	操作中查对
9. 进针推药 一手绷紧局部皮肤，一手持注射器，以食指固定针栓，针头斜面向上，与皮肤呈 30°~40°，将针梗的 1/2~2/3 快速刺入皮下。松开绷紧皮肤的手，抽动活塞，如无回血，缓慢注射药液	注射角度不宜超过 45°，以免刺入肌层 确保针头未刺入血管内
10. 拔针按压 注射毕，用无菌干棉签轻压针刺处，快速拔针后按压至不出血为止	
11. 再次核对	操作后查对
12. 操作后处理 （1）协助监护人整理好婴幼儿衣物，交代注意事项 （2）清理用物 （3）洗手 （4）记录	注射疫苗后留观 30 分钟 所有用物需按照消毒隔离制度处理，对一次性物品应按规定处理 接种证记录、医嘱单记录

四、评价

（1）了解皮下注射疫苗操作流程。

（2）态度温和，体现人文关怀。

任务分析

（1）接种减毒活疫苗时，只用 75% 乙醇消毒疫苗瓶塞以及皮肤。开启疫苗瓶和注射时，勿使消毒剂接触疫苗，以免影响疫苗有效成分，从而影响疫苗效果。

（2）麻腮风疫苗以及其他所有疫苗接种后，婴幼儿均需要在留观室观察 30 分钟，以便及时处理可能出现的不良反应。

学习支持

一、预防接种场所的准备

预防接种室外设有醒目的标志，室内清洁、光线明亮、通风保暖，使用消毒液或紫外线消毒并做好消毒记录，准备好预防接种工作台、坐凳，为婴幼儿和监护人提供留观、等候的区域。

二、预防接种场所公示资料准备

预防接种工作流程；国家免疫规划疫苗的品种、免疫程序、预防接种方法等；非国家免疫规划疫苗除公示上述内容外，还应公示疫苗价格、预防接种服务价格；预防接种服务时间、咨询电话；科普宣传资料。

三、心理准备

接种人员做好解释、宣传工作，消除监护人和婴幼儿紧张、恐惧的心理；接种时勿空腹。

四、严格执行免疫程序

掌握接种疫苗的种类、剂次、剂量、途径、间隔时间。疫苗间隔时间是指需接种≥2剂次疫苗的时间间隔。间隔时间影响免疫效果，例如，乙脑灭活疫苗8月龄接种2剂，间隔7~10天；2剂A群流脑多糖疫苗接种间隔不小于3个月。

五、严格掌握禁忌证

(1)所谓的“过敏性体质”不是疫苗接种禁忌。对已知疫苗成分严重过敏或既往因接种疫苗发生喉头水肿、过敏性休克及其他全身性严重过敏反应的，禁忌继续接种同种疫苗。

(2)除获得性免疫缺陷综合征感染者外的其他免疫缺陷或正在接受全身免疫抑制治疗者，可以接种灭活疫苗，原则上不予接种减毒活疫苗(补体缺陷患者除外)。

(3)生理性和母乳性黄疸，单纯性热性惊厥史，癫痫控制处于稳定期，病情稳定的脑疾病、肝脏疾病、常见先天性疾病(先天性甲状腺功能低下、苯丙酮尿症、21-三体综合征、先天性心脏病)和先天性感染(梅毒、巨细胞病毒和风疹病毒感染)不作为疫苗接种禁忌。

对于其他特殊健康状况婴幼儿，如无明确证据表明接种疫苗存在安全风险，原则上可按照免疫程序进行疫苗接种。每个疫苗都有其特殊的禁忌证，应按照使用说明进行。

六、急救设备与药品准备

严格执行“五定”管理制度，即定数量与品种、定点放置、定专人管理、定期检查维修、定期消毒灭菌。急救物品应保持备用状态。

表 7-2-2 急救设备与药品

必备急救设备与药品	建议急救设备与药品
血压计 血氧饱和度监测仪 听诊器 简易呼吸器 除颤仪 肾上腺素注射液	氧气和吸氧设备 血糖仪 静脉输液套装 环甲膜穿刺套装，气管切开、气管插管套装 体温计 糖皮质激素（注射和口服剂型） 抗组胺药 H_1 受体拮抗剂（注射和口服剂型） 短效 β_2 受体激动剂（吸入用） 去甲肾上腺素注射液 地西泮注射液 生理盐水注射液、葡萄糖注射液 其他相关抢救设备和药品

七、疫苗准备

（一）疫苗储存

疫苗活性物质多不稳定。疫苗受光、热作用可使蛋白变性和多糖降解，储存时应设定适宜的温度，通常为2~8 ℃。脊灰减毒活疫苗在-20 ℃以下或2~8 ℃避光保存（标签上只能规定一种保存温度及有效期）。液体剂型的疫苗，特别是含铝佐剂的疫苗不得冻存，因为此类疫苗冻结后在融化过程中能使菌体蛋白溶解，蛋白质变性，从而影响疫苗效果，增加不良反应发生率。预防接种前将疫苗从冷藏设备内取出，尽量减少开启冷藏设备的次数。

（二）疫苗的查对

查对接种疫苗的通用名称，检查疫苗质量。凡过期、变色、污染、发霉、有摇不散的颗粒或絮状沉淀、无标签或标签不清或失效、疫苗瓶有裂纹的疫苗一律不得使用。疫苗使用说明规定严禁冻结疫苗，如百白破疫苗、乙肝疫苗、卡介苗等，冻结后一律不得使用。检查疫苗是否冻结的方法：采用摇匀试验，将被检疫苗和正常对照疫苗（同品种、同厂家及同批号）在-10 ℃以下冷冻至少10小时直至内容物为固体，然后融化，再将两支疫苗用力震摇10秒钟，然后置于平面连续观察30分钟以上。对光观察两支疫苗，比较沉淀速度，如果沉淀速度相同，并且被检疫苗出现片状物，说明被检疫苗可能已被冻结过。

八、严格执行查对制度

三查：检查婴幼儿健康状况和接种禁忌证，查对婴幼儿预防接种证（疫苗与剂次、接种日期、疫苗批号、有效期、生产企业、接种部位、接种单位）和医嘱单，检查疫苗、注射器的外观、批号、效期。七对：核对受种者姓名、受种者年龄、疫苗品名、疫苗规格、剂量、接种部位、接种途径。操作前、操作中、操作后都应严格遵守查对制度。

九、严格无菌操作

接种人员衣帽整洁、双手清洁、指甲修剪整齐，戴口罩、戴手套；注射器内壁、活塞轴、乳头、针梗、针尖及针栓内壁必须保持无菌。注射部位皮肤消毒：用棉签蘸取75%乙醇，以注射点为中心向外螺旋式消毒，直径在5 cm以上，待乙醇干后立即注射。

十、安全注射

安全注射指的是疫苗或药品用安全处理过的灭菌器材进行注射。预防接种安全注射的要求：

(1)实施预防接种的人员要具备相应资质。

(2)预防接种的环境要符合要求，接种操作规范化。

(3)预防接种要使用质量合格的注射器，在有效期内使用，在接种前打开包装。

(4)在注射过程中防止被针头误伤。使用后的注射器不得回套针帽，或用手分离注射器针头。如被污染的注射针头刺伤，应按照有关要求处理。

(5)注射完毕后应将注射器具直接或毁形后投入安全盒或防刺穿的容器内，按照《医疗废物管理条例》统一回收销毁。

十一、接种后留观

嘱婴幼儿及其监护人在留观室观察30分钟，注意局部和全身反应，倾听婴幼儿或监护人诉说，观察期间切勿剧烈活动。告知预约下一次预防接种相关内容。

十二、其他

评价接种疫苗的效果

(1)卡介苗严禁皮下或肌内注射。

(2)疫苗开启后尽快使用，如需放置，应置于2~8 ℃冷藏设备保存。水痘减毒活疫苗、乙脑减毒活疫苗应开启后30分钟内使用完，百白破疫苗应1小时内使用完。

(3)口服脊灰减毒活疫苗时应使用37 ℃以下温水送服，切勿用热水送服。

(4)3月龄至3岁婴幼儿对结核菌素纯蛋白衍生物或卡介菌纯蛋白衍生物试验阴性者，应予补种。

任务评价

学习评价

主题	内容	优秀	良好	一般	较差	很差
学习态度	能准时参加全部课程，按时提交作业，及时查阅教师上传的学习材料	5	4	3	2	1
专业知识	掌握预防接种的准备和注意事项，了解皮下注射疫苗的操作流程	5	4	3	2	1
研讨精神	积极参与讨论，对其他人的发言能进行合理的分析和提出见解	5	4	3	2	1
团队协作	能很好地融入课堂小组讨论，共同推进学习进程	5	4	3	2	1
沟通交流	能够清晰准确地表达自己的观点，与他人交流时态度语气恰当	5	4	3	2	1
人文素养	能够关注医学人文知识，有意识地树立职业精神	5	4	3	2	1
信息素养	会检索常见的医学专业文献数据库，主动阅读医学文献	5	4	3	2	1
实践应用	能准确描述预防接种的准备和注意事项	5	4	3	2	1
自我小结						

企业评价

评价内容		评价标准	分值
评估(15分)	环境	干净、整洁、安全、温湿度适宜	2
	医疗急救设施、药品	用物准备齐全	3
	疫苗注射物品	用物准备齐全	5
	人员	1.操作人员着装整齐，核对信息	2
		2.婴幼儿不宜空腹	3
计划(5分)	预期目标	了解皮下注射疫苗的操作流程	5
实施(60分)	皮下注射操作步骤	口述：皮下注射操作步骤	15
	皮下注射要点与说明	口述：皮下注射要点与说明	15
	整理记录	1.协助婴幼儿穿好衣物，安抚婴幼儿情绪	5
		2.洗手	5
		3.记录操作时间，留观室留观	10
评价(20分)		1.了解皮下注射疫苗操作流程	10
		2.态度温和，体现人文关怀	10

任务三

预防接种的常见反应和处理

任务描述

月月在注射疫苗后5分钟左右全身发痒，出现大面积荨麻疹，面色苍白，脉搏细弱，血压下降，呼吸困难。

(1)月月出现了什么预防接种不良反应？

(2)出现月月这种情况，急救首选药物是什么？

工作表单3

小组讨论

疫苗作为一种异性蛋白，进入人体后会产生一些不同程度的局部或全身反应。小组讨论：预防接种出现异常反应如何处理？

处理措施：

任务准备

名称	条件	要求
环境准备	光线明亮，空气新鲜的房间	干净、整洁、温湿度适宜
医疗急救设备、药品准备	肾上腺素注射液、听诊器、血压计、血氧饱和度监测仪、除颤仪、吸氧设备、地塞米松、盐酸异丙嗪、简易呼吸器等	“五定”管理
人员准备	接种医务人员熟练掌握过敏性休克的相关知识与抢救流程，熟练掌握其他疫苗接种反应的紧急处理	一旦发生过敏性休克立即进行抢救
	婴幼儿监护人全程配合医务人员进行抢救	

操作流程

一、评估

(1)婴幼儿：姓名、年龄、性别、出生日期、体重等。

(2)环境：干净、整洁、安全、温湿度适宜。

(3)医疗急救设备、药品准备完好、无破损，在有效期内。

(4)操作人员着装整齐。

二、计划

了解过敏性休克抢救流程。

三、实施

过敏性休克抢救流程如下：

(1)立即让婴幼儿平卧，报告医生，就地抢救，注意保暖。

(2)立即肌内注射(也可皮下或静脉注射)0.1%肾上腺素0.01 mg/kg。症状如不缓解，可以每5~15分钟重复(也可以更早)，直至脱离危险期。肾上腺素是抢救过敏性休克的首选药物，具有收缩血管、增加外周阻力、提升血压、兴奋心肌、增加心排血量以及松弛支气管平滑肌等作用。

(3)保持呼吸道通畅，给予氧气吸入，改善缺氧症状，如有喉梗阻、吸气困难应进行气管插管，必要时应尽快施行气管切开。

(4)根据医嘱静脉注射地塞米松每次0.2~0.4 mg/kg或甲泼尼龙每次1~2 mg/kg加入5%葡萄糖溶液20~40 mL后静脉注射；应用抗组胺类药物，如肌内注射异丙嗪每次0.5~1 mg/kg。

(5)静脉滴注0.9%氯化钠注射液改善机体循环。如机体循环改善不明显，可按医嘱加入多巴胺或去甲肾上腺素。

(6)若发生呼吸心搏骤停，立即心肺复苏。

(7)在现场紧急抢救的情况下，应寻求急诊医疗中心支援，转诊急诊医疗中心继续观察治疗，至少监测24小时。

(8)密切观察病情，记录婴幼儿的生命体征、神志和尿量等情况；安抚婴幼儿及监护人情绪。

四、评价

(1)了解过敏性休克抢救流程。

(2)态度温和，体现人文关怀。

任务分析

(1)在预防接种后发生过敏性休克极其罕见，一般在疫苗接种后几分钟至30分钟发生，一般不超过1小时。

(2)过敏性休克急救首选药物为肾上腺素。肾上腺素的作用为：舒张支气管，缓解支气管痉挛，改善通气功能，可使心肌收缩加强、心排血量增加，此外，尚有增加基础代谢、升高血糖及散大瞳孔等作用。

学习支持

一、疑似预防接种异常反应概述

疑似预防接种异常反应(adverse events following immunization,AEFI)是指在预防接种过程中或接种后发生的可能造成受种者机体组织器官、功能损害,且怀疑与预防接种有关的反应。根据严重程度分为轻中度疑似预防接种异常反应与严重疑似预防接种异常反应。疑似预防接种异常反应按照发生原因分为五大类:①疫苗不良反应(包括一般反应和异常反应);②疫苗质量问题相关反应;③疫苗接种差错相关反应;④心因性反应;⑤偶合症。

(1)疫苗不良反应是指合格疫苗在实施规范接种后发生的由疫苗本身特性引发的反应。

①一般反应是指受种者接种后发生的一过性、轻微的机体反应,如发热、局部疼痛等,一般无须处理可自行好转。

②异常反应是指合格的疫苗在实施规范接种过程中或者实施规范接种后造成受种者机体组织器官、功能损害,相关各方均无过错的药品不良反应。如过敏反应、卡介苗感染等,比较罕见,与受种者个体差异有关,需要采取相应临床措施或住院治疗。

(2)疫苗质量问题相关反应是指由于疫苗质量不合格,预防接种后造成的受种者机体组织器官、功能损害。

(3)疫苗接种差错相关反应是指因接种单位违反预防接种工作规范、免疫程序、疫苗使用指导原则、接种方案给受种者造成的损害。

(4)心因性反应是指接种实施过程中或接种后因受种者心理因素发生的个体或群体的心因性反应。任何因素对精神造成刺激均可引起心因性反应,这种反应与疫苗本身无关,与疫苗注射行为等因素有关。

(5)偶合症可以分为偶合、诱发、加重原有疾病3种情况。

①偶合是指受种者在接种时正处于某种疾病的潜伏期或者前驱期,接种后偶合发病,它与预防接种无因果关系,纯属巧合,即不论接种与否,这种疾病都必将发生。

②诱发是指受种者有疫苗说明书规定的接种禁忌,在接种前受种者或者其监护人未如实提供受种者的健康状况和接种禁忌等情况,接种后受种者原有疾病急性复发或影响生理过程。

③加重原有疾病是指受种者患有慢性疾病,在预防接种后立即引起加重或急性复发,经调查证实与预防接种有一定关系。因此接种疫苗后一定要留观30分钟。

二、轻中度疑似预防接种异常反应

(一)全身反应

1.原因

疫苗接种后由疫苗中的热原质、疫苗毒性反应、异性蛋白的刺激、疫苗中某些化学成分等引起。

2.临床表现

发热是全身反应的主要表现,接种疫苗后数小时至24小时体温升高,一般为中低热,持续1~2天。接种减毒活疫苗后因疫苗毒株在体内繁殖,要经过一定的潜伏期才出现体温升高,因此发热一般出现较迟。可伴有食欲缺乏、恶心、呕吐等胃肠道症状,还可伴有头痛、乏力、寒战、周身不适等。

3.处理

婴幼儿伴有上述症状大部分为轻度的,一般无须特殊处理。照护员应加强观察,嘱婴幼儿适当休息,避免剧烈活动,多饮水,注意保暖,一般可自行好转。若高热不退,病情持续加重或3~5天仍不好转,需要到医院就诊。

(二)局部反应

1.原因

局部反应一般由接种疫苗时的组织损伤、疫苗的毒性成分、疫苗的附加物、类毒素等物理和化学因素引起。

2.临床表现

(1)局部硬结。接种吸附剂疫苗后因吸附剂不易吸收,在局部形成硬结,可持续2~3月或更久。(2)局部炎症反应。通常为浆液性炎症,接种部位红肿、浸润,并伴有疼痛,在接种疫苗后数小时至24小时发生,2~3天消退。(3)特殊形式局部反应。如皮内注射卡介苗,接种后2周局部可出现红肿、浸润,并可形成硬块,硬块中央软化随后化脓,形成小溃疡,一般8~12周后结痂。

3.处理

局部硬结与局部炎症反应一般无须特殊处理,注意局部清洁,避免抓挠,防止继发感染,穿宽松舒适的衣服。局部炎症反应较严重,要注意观察局部有无继发细菌感染。特殊形式局部反应一般不需处理,应注意局部清洁,脓疱或浅表溃疡可涂1%甲紫,使其干燥结痂,若继发感染,可在创面撒布消炎药粉,不可自行排脓或揭痂,若局部脓肿和溃疡直径超过10 mm并长期不愈(大于12周),应及时就诊。

(三)急性轻中度过敏症状

1.原因

对疫苗的成分过敏,如蛋白类物质及可溶性抗原。

2. 临床表现

婴幼儿表现为皮肤瘙痒，皮肤出现荨麻疹、湿疹、斑丘疹等皮疹表现，还可出现恶心、呕吐、腹泻、腹痛、声音嘶哑、呼吸困难等症状。

3. 处理

症状轻者予以观察，一般无须用药；症状明显者可以口服抗过敏药物 H_1 受体拮抗剂和糖皮质激素治疗，可给予雾化吸入短效 β_2 受体激动剂缓解支气管痉挛症状，可根据具体情况到相应的专科医院就诊。

（四）其他

关节炎、血尿便实验室检查异常、淋巴结炎、细菌感染等，应到专科医院就诊。

三、重度疑似预防接种异常反应

（一）过敏性休克

1. 原因

各种疫苗制剂均可引起，任一成分都可引起过敏反应，以蛋白类物质及可溶性抗原多见。

2. 临床表现

在预防接种后发生过敏性休克极其罕见，一般在疫苗接种后几分钟至30分钟发生，一般不超过1小时。呼吸系统症状：喉头水肿、支气管痉挛、肺水肿，表现为胸闷、哮喘、呼吸困难，伴濒死感。循环系统症状：周围血管扩张导致有效循环量不足，表现为面色苍白、脉搏细弱、血压下降。中枢神经系统症状：脑组织缺氧，表现为面部及四肢麻木，意识丧失、大小便失禁、抽搐等。其他过敏表现：胃肠道症状、荨麻疹、瘙痒等。

3. 处理

过敏性休克发生迅速，需做好预防及急救准备，并在疫苗使用过程中、接种后密切观察婴幼儿的反应，一旦出现过敏性休克应立即采取抢救措施。

（二）晕厥

1. 原因

过度紧张、恐惧、空气不流通、闷热、迷走神经反射、血管扩张、空腹、疲劳等原因引起。

2. 临床表现

在预防接种时、接种后，甚至在接种准备时发生。轻者表现为恶心、心慌、肢端麻木、虚弱感。重者表现为面色苍白、出冷汗、恶心呕吐、四肢湿冷、心动过缓、血压下降，甚至倒地、意识丧失。

3.处理

保持环境安静和空气清新，患儿平卧，下肢抬高，适当给其松解衣扣，注意保暖，给予安慰，监测生命体征。轻症晕厥一般无须特殊处理，给予热糖水或热开水，短时间内可恢复。重症者也按上述操作进行处理，晕厥的婴幼儿应安排专科就诊以明确晕厥的原因。当晕厥与过敏性休克难以鉴别时，可先按照过敏性休克处理，给予肾上腺素注射。晕厥与过敏性休克的鉴别如下：

表7-3-1　晕厥与过敏性休克的鉴别

不同	晕厥	过敏性休克
发病机制	血管迷走神经性反应	抗原－抗体免疫反应
皮肤	苍白，出汗，湿冷，无皮疹	苍白或潮红，出汗，湿冷，荨麻疹，面部浮肿
呼吸	正常至深呼吸，无低氧	胸闷、呼吸困难、哮鸣音、低氧
心血管	心动过缓，一过性低血压	心动过速，持续低血压
胃肠道	恶心、呕吐	恶心、呕吐，腹部痉挛性疼痛
意识	头晕，淡漠，严重者可一过性意识丧失，平卧后缓解	头晕，淡漠或烦躁，严重者意识丧失，平卧后无缓解
处理	静卧，安慰，观察	首选肾上腺素注射

（三）热性惊厥

1.原因

热性惊厥的引发原因不清，与疫苗的相关性不明确，可能与某些先天性发育障碍、脑退化性疾病等因素有关。

2.临床表现

多见于婴幼儿，体温一般>38 ℃，主要表现为突然发生的全身性或局部肌群强直或阵挛性抽动，常伴有不同程度的意识改变。发作后大多数患儿在数秒钟或几分钟内停止，严重者可持续数十分钟或反复发作。

3.处理

高热者予以降温，保持室内温湿度适宜，婴幼儿平卧（呕吐者侧卧），解开衣领，必要时予以氧气吸入。惊厥停止后予以侧卧位，及时清理呼吸道分泌物及呕吐物。备好气管插管等需要的各种抢救物品、药品。惊厥超过5分钟遵医嘱使用止惊药，如苯二氮䓬类药物，常用地西泮，每次0.3~0.5 mg/kg，注射速度不超过每分钟2 mg，必要时5~10分钟后重复用药。可用水合氯醛0.5 mL/kg灌肠。专人看护，使用床档，不可移动婴幼儿、强力按压婴幼儿、强力撬开牙关、掐人中等。密切观察婴幼儿情况，对婴幼儿进行心理安慰。

(四)群体性癔症

1.原因

生活事件及处境的改变,如亲人突然亡故、不寻常的意外刺激等。精神紧张、恐惧是引发癔症的重要因素。

2.临床表现

发病者以自主神经功能紊乱为主,可能同时出现多个系统的症状:精神障碍,如神游症、木僵、遗忘症等;运动障碍,如痉挛发作、肢体震颤、肢体瘫痪等;感觉障碍,如感觉过敏、感觉缺失、感觉异常等;躯体障碍,以及腹痛、恶心等胃肠道症状,麻木感、蚁走感等皮肤症状;等等。

3.处理

排除干扰、疏散人群、隔离治疗。避免医疗行为的刺激,如抽血、输液等。建立良好的医患关系,合理解释,语言统一。疏导为主,暗示治疗,消除恐惧心理和顾虑心理,稳定情绪,辅以药物对症治疗。仔细观察,处理适度。

(五)其他严重疑似预防接种异常反应

如过敏性紫癜、血小板减少性紫癜、吉兰-巴雷综合征等,都十分罕见,一旦发病需到专科医院就诊。

不属于预防接种异常反应

任务评价

学习评价

主题	内容	优秀	良好	一般	较差	很差
学习态度	能准时参加全部课程,按时提交作业,及时查阅教师上传的学习材料	5	4	3	2	1
专业知识	能识别预防接种的常见反应并进行简单处理,了解过敏性休克的处理流程	5	4	3	2	1
研讨精神	积极参与讨论,对其他人的发言能进行合理的分析和提出见解	5	4	3	2	1
团队协作	能很好地融入课堂小组讨论,共同推进学习进程	5	4	3	2	1
沟通交流	能够清晰准确地表达自己的观点,与他人交流时态度语气恰当	5	4	3	2	1
人文素养	能够关注医学人文知识,有意识地树立职业精神	5	4	3	2	1
信息素养	会检索常见的医学专业文献数据库,主动阅读医学文献	5	4	3	2	1
实践应用	能识别预防接种的常见反应并进行简单处理	5	4	3	2	1
自我小结						

企业评价

评价内容		评价标准	分值
评估(15分)	环境	干净、整洁、安全、温湿度适宜	2
	医疗急救设备、药品	用物准备齐全	3
	操作人员	着装整齐	5
	婴幼儿	核对姓名、年龄、性别、出生日期、体重等	5
计划(5分)	预期目标	了解过敏性休克抢救流程	5
实施(60分)	过敏性休克抢救流程	1.口述:过敏性休克抢救流程	15
		2.口述:抢救药品的主要作用	15
	整理记录	1.协助婴幼儿穿好衣物,安抚婴幼儿情绪	10
		2.洗手	10
		3.记录过敏疫苗种类,继续监测病情变化	10
评价(20分)		1.能大概了解过敏性休克抢救流程	10
		2.态度温和,体现人文关怀	10

项目小结

疫苗是婴幼儿生长发育过程中重要的保护伞,疫苗接种能够形成牢固的免疫屏障,能够预防和控制疾病的传播。疫苗的使用要科学,严格做好用药前准备、用药中查对以及用药后的观察,以保证疫苗用药安全,充分发挥疫苗的免疫效果,将疫苗接种不良反应的发生率降到最低。疫苗是安全的,疫苗的大多数反应是暂时且轻微的,出现严重异常反应的情况极为罕见,疫苗所带来的益处远大于它的风险。

思考练习

1.疫苗补种的注意事项是什么?

2.预防接种安全注射的要点是什么?

3.关于预防接种不良反应下面说法正确的是(　　)。

A.接种操作流程规范

B.准确掌握接种禁忌证和慎用证

C.接种管理规范

D.以上都是

推荐阅读

[1]吴疆.特殊健康状况儿童的预防接种[M].北京:人民卫生出版社,2021.

[2]黎海芪.实用儿童保健学手册[M].北京:人民卫生出版社,2018.

[3]仰曙芬,崔焱.儿科护理学[M].北京:人民卫生出版社,2017.

[4]李小寒,尚少梅.基础护理学[M].6版.北京:人民卫生出版社,2017.

[5]尹遵栋,郭浩岩.疫苗学堂[M].北京:人民卫生出版社,2020.

[6]刁连东,翟如芳.疫苗应用与安全问答[M].北京:中国医药科技出版社,2017.

[7]潘建明,成军,文萍.幼儿照护职业技能教材(基础知识)[M].长沙:湖南科学技术出版社,2020.

项目八

婴幼儿体格锻炼

项目目标

1.掌握婴幼儿抚触与按摩、水浴、日光浴、空气浴的方法。

2.能指导家长帮助婴幼儿进行抚触与按摩、水浴、日光浴、空气浴，使婴幼儿保持身体健康。

3.具备发现问题和解决问题的能力，以及对照护对象良好的耐心和责任心。

学习重难点

学习重点：

1.掌握婴幼儿抚触、按摩、日光浴、空气浴、水浴的方法。

2.能指导家长帮助婴幼儿进行抚触、按摩、日光浴、空气浴、水浴沐，使婴幼儿保持身体健康。

学习难点：

婴幼儿身体锻炼中不良习惯形成的原因及纠正不良习惯的方法。

思维导图

- 婴幼儿体格锻炼
  - 婴幼儿抚触与按摩
    - 评估
    - 制订婴幼儿抚触与按摩计划
    - 婴幼儿抚触与按摩的要点
  - 婴幼儿水浴锻炼
    - 评估
    - 制订婴幼儿水浴锻炼的计划
    - 婴幼儿水浴锻炼的要点
  - 婴幼儿空气浴锻炼
    - 评估
    - 制订婴幼儿空气浴锻炼的计划
    - 婴幼儿空气浴锻炼的要点
  - 婴幼儿日光浴锻炼
    - 评估
    - 制订婴幼儿日光浴锻炼的计划
    - 婴幼儿日光浴锻炼的要点
  - 婴幼儿被动操
    - 评估
    - 制订婴幼儿被动操的锻炼计划
    - 婴幼儿被动操的要点

任务一

婴幼儿抚触与按摩

任务描述

徐女士带着3月龄男婴来到托育机构，想咨询婴儿抚触与按摩的好处和具体操作步骤。男婴现一般情况良好，不哭闹。

（1）分小组进行讨论，完成工作表单1。

（2）请为新生儿实施抚触与按摩，并指导家长在家完成。

工作表单1

小组讨论

小组讨论：给婴儿进行抚触与按摩的优点有哪些？

抚触的优点：

任务准备

名称	条件	要求
环境准备	干净、整洁、温湿度适宜的房间	安静、安全、整洁，保持适宜的房间温度和抚触时间（约20分钟），确保舒适及15分钟内不受干扰。可放柔和的音乐，关闭门窗
设施准备	婴儿仿真模型、温湿度计	无损坏
物品准备	婴儿润肤油、毛巾、纸尿裤以及换洗衣物	清洁、无损坏，毛巾材质柔软
人员准备	照护员具备帮助婴幼儿进行抚触的理论知识和操作技能，并能指导家长	照护员着装整洁，未佩戴首饰，指甲修剪短、整齐，双手洗净并保持温暖，戴口罩
	被照护者情绪平稳，能够配合操作	被照护者无身体不适

操作流程

一、评估

（1）观察婴儿全身皮肤有无皮疹、破损。

（2）观察环境是否温暖、舒适、整洁。

（3）询问婴幼儿在家日常的生活情况和健康状况。

二、计划

“婴幼儿抚触与按摩”顺利进行；婴幼儿主动配合，情绪愉悦。

三、实施

（一）头面部抚触

（1）用两手拇指从前额中央（沿眉骨）向两侧移至太阳穴，依次向上至发际。

（2）用两手拇指从下颌中央向外、向上移动至耳前（似微笑状）。

（3）两手掌面从前额发际向上、向后滑动，至后下发际，停止于两耳乳突（耳垂后处），轻轻按压。

（二）胸部抚触

两手分别从胸部的外下方向对侧的外上方移动至两侧肩部交叉，在胸部画一个大的交叉（似X型），避开新生儿的乳头。

（三）腹部抚触

（1）右手从腹部的右下侧滑向右上腹（似I型）。

（2）右手从腹部的右上侧水平滑向左上腹，再滑向左下腹（似L型）。

（3）右手从腹部的右下侧滑向右上腹，再水平滑向左上腹，再滑向左下腹（似U型）。

（四）四肢抚触

双手抓住上肢近端（肩），边挤边滑向远端（手腕），并搓揉大肌肉群及关节。下肢与上肢相同（从大腿根向足的方向）。

（五）手足抚触

两手手指指腹从手掌面依次推向指端，并提捏各手指指尖，活动关节。足与手相同。

（六）背部抚触

婴儿呈俯卧位，两手掌分别于脊柱两侧由中央向两侧滑动。一边按摩一边与婴儿说话，进行感情交流，不受外界打扰。

抚触的好处

（七）注意事项

（1）抚触时间的选择：两次进食之间，不宜过饱或过饿，沐浴前后均可。婴儿不疲倦、不饥饿、不烦躁，婴儿清醒时为宜。

（2）注意室内照明，避免刺激光源。

（3）防止噪音，避免影响婴儿注意力。

（4）婴儿出牙时，面部按摩可使脸颊肌肉放松，每次抚触10~20分钟，每天2次。

（5）每个动作重复7~8次，若婴儿特别喜欢某个动作，可重复多次。

（6）婴儿疲劳、哭闹、烦躁时，停止抚触。

（7）进行语言交流，对增进亲子感情非常重要。

四、评价

(1)操作规范,动作熟练。

(2)能正确对婴幼儿进行抚触。

(3)态度和蔼,操作过程中动作轻柔,关爱婴幼儿。

(4)与婴幼儿沟通有效,取得合作。

任务分析

抚触护理又称触摸护理,主要指的是护理人员在对婴幼儿行护理操作的过程中,将双手作为主要媒介,对婴幼儿实施顺序性和技巧性的皮肤抚摸,诱发婴幼儿的生理反应和生理刺激现象的产生,以促进婴幼儿生长发育。有研究证实,抚触联合按摩护理,对于预防婴幼儿突然惊醒、入睡困难和对新生儿情绪稳定的维持及使其始终保持良好的状态,均可发挥显著性作用。

学习支持

一、概述

研究结果显示,新生儿经过抚触护理后,体重平均增加10%左右,并能促进其感官和神经发展,且越早进行抚触越好。对于1岁以上的幼儿,父母则可进行触摸游戏和肢体活动,以加深亲子间感情。在人体感知觉发展过程中,最早的发展是触觉,婴幼儿通过触摸获得情绪上的满足,感觉到安稳、舒适、温馨和喜悦,更可以感受到父母的疼爱和关怀。所以,适当给予婴幼儿温柔的抚摸,不但可以刺激婴幼儿感觉器官的发育,也可以促进其生理发育和神经系统反应,更可以增加婴幼儿对外在环境的认知,在触摸的过程中也能加深亲子之间的感情。

二、抚触手法

抚触手法要诀:展展眉,笑一笑,摸摸头,交叉胸,旋转肚;捏捏手,捏捏脚,横摸背,竖摸背;揉揉小屁股,宝宝快长大。

任务评价

学习评价

主题	内容	优秀	良好	一般	较差	很差
学习态度	能准时参加全部课程,按时提交作业,及时查阅教师上传的学习材料	5	4	3	2	1
专业知识	掌握婴幼儿抚触的作用、操作前准备、操作流程	5	4	3	2	1
研讨精神	积极参与讨论,对其他人的发言能进行合理的分析和提出见解	5	4	3	2	1
团队协作	能很好地融入课堂小组讨论,共同推进学习进程	5	4	3	2	1

续表

主题	内容	优秀	良好	一般	较差	很差
沟通交流	能够清晰准确地表达自己的观点，与他人交流时态度语气恰当	5	4	3	2	1
人文素养	能够关注医学人文知识，有意识地树立职业精神	5	4	3	2	1
信息素养	会检索常见的医学专业文献数据库，主动阅读医学文献	5	4	3	2	1
实践应用	掌握婴幼儿抚触的作用、操作前准备、操作流程	5	4	3	2	1
自我小结						

企业评价

评价内容		评价标准	分值
评估（15分）	被照护者	1.生命体征、意识状态	4
		2.心理情况：有无哭闹、情绪紧张等	2
	环境	干净、整洁、安全、温湿度适宜	3
	照护员	着装整洁，取下首饰，指甲剪短，双手洗净	3
	物品	用物准备齐全	3
计划（5分）	预期目标	口述：婴幼儿抚触与按摩顺利进行 实施：婴幼儿主动配合，情绪愉悦	5
实施（60分）	观察情况	1.口述：观察婴幼儿皮肤、体温、面部情况，以及全身皮肤有无皮疹、破损	3
		2.口述：观察婴幼儿的情绪等	2
	抚触	1.核对信息，铺消毒浴巾于抚触台上	2
		2.对头面部至下肢抚触时，婴儿取仰卧位	5
		3.取适量新生儿润肤油，摩擦温暖双手	5
		4.按照头面部—胸部—腹部—四肢—手足—背部的顺序进行抚触	8
		5.抚触过程中与婴儿进行情感交流，体现人文关怀	5
	整理记录	1.注意保暖，抚触完成后给穿好衣服，整理用物	5
		2.洗手	5
		3.记录抚触的时间	5
评价（20分）		1.操作规范，动作熟练	5
		2.能正确对婴幼儿进行抚触与按摩	5
		3.态度和蔼，操作过程中动作轻柔，关爱婴幼儿	5
		4.与婴幼儿沟通有效，取得合作	5
总分			100

任务二
婴幼儿水浴锻炼

任务描述

2岁的乐乐身体素质较差，季节更替时容易感冒，感冒的时候容易出现咳嗽、气喘。到了夏天，照护员计划给乐乐进行水浴锻炼，以逐步增强其体质。

(1)分小组进行讨论，完成工作表单2。

(2)请为乐乐进行婴幼儿水浴锻炼。

工作表单2

小组讨论

水浴是指利用水温、水的机械作用(浮力、冲击力等)以及水中的化学成分来锻炼身体的一种方法。小组讨论：婴幼儿水浴锻炼的益处有哪些？

水浴的益处：

任务准备

名称	条件	要求
环境准备	宽敞、明亮的房间	干净、整洁、温湿度适宜
设施准备	婴幼儿仿真模型、温湿度计	无损坏
物品准备	水温计、浴盆、浴巾、喷水壶、热水瓶、杯子(装少量温葡萄糖水)、笔、记事本、免洗消毒液、适当玩具、口罩	清洁、无损坏，浴巾材质柔软，消毒液在有效期内
人员准备	照护员具备帮助婴幼儿进行水浴的理论知识和操作技能，并能指导家长	照护员着装整洁，未佩戴首饰，指甲剪短，双手洗净
	被照护者情绪平稳，能够配合操作	被照护者无身体不适

操作流程

一、评估

(1)观察被照护者生命体征、意识状态。观察被照护者心理情况，有无哭闹、情绪紧张等。

(2)评估环境情况,是否干净、整洁、安全、温湿度适宜。

(3)评估照护物品,是否齐全。

二、计划

顺利完成婴幼儿水浴锻炼。

三、实施

水浴是一种较易操作的锻炼。婴幼儿水浴锻炼可分为温水浴、擦洗、冷水浴。日常在家里,可以用凉水擦洗脸。这里介绍冷水浴的操作过程。先准备好冷水浴的物品:浴盆、水壶(水温35 ℃左右)、水温计、浴巾。在夏季进行冷水浴,进行冷水浴前要让幼儿先热身,以加速体内产热,适应环境。初次冷水浴,水温以35 ℃为宜,以后每3天降1 ℃,逐渐降至28 ℃左右。

【具体操作】

步骤一:浴盆里放好适宜的温水,用水温计测量水温35 ℃。

水浴的好处

步骤二:与幼儿进行有效沟通,取得配合。给幼儿做热身运动,活动四肢,脱去衣服,动作要轻柔。

步骤三:让幼儿站在盛有温水的浴盆里,提起水壶(水温为35 ℃)冲淋,冲淋按照上肢—胸背—下肢的顺序操作。冲淋时不可冲头部,动作要迅速,时间不宜过久,注意水温和室温。

步骤四:冲淋完毕后,用干浴巾将全身擦干,如在春秋季节,可进一步轻轻摩擦皮肤,使之微微发红和身体发热为好。

步骤五:在水浴过程中要密切关注幼儿的情况。若幼儿打冷战、手脚冰冷、打喷嚏、流鼻涕、感觉寒冷,应立即停止,擦干身体,穿上衣服,带到室内休息,适当口服温开水或糖水,并随时观察。

步骤六:整理用品,洗手,记录。

四、评价

(1)操作规范,动作熟练。

(2)能正确对婴幼儿进行水浴。

(3)态度和蔼,操作过程中动作轻柔,关爱婴幼儿。

(4)与婴幼儿沟通有效,取得合作。

任务分析

（1）婴儿期：用水洗脸、洗脚、擦身，或淋浴、冲洗、游泳等都属于水浴，婴儿可以进行温水浴。

（2）幼儿期：周岁以后的幼儿在夏季还可以进行冷水浴。

学习支持

用不同温度的水进行水浴，尤其是冷水浴，可以加强全身血管的收缩扩张运动，增强机体调节体温的功能，提高有机体对外界气温及其变化的适应能力。水对人体的压力或对皮肤的冲击力对人体起到一种按摩的作用，从而促进血液循环，增强皮肤的抵抗力。水中的某些矿物质还可以加强皮肤营养，使皮肤生长良好。

任务评价

学习评价表

主题	内容	优秀	良好	一般	较差	很差
学习态度	能准时参加全部课程，按时提交作业，及时查阅教师上传的学习材料	5	4	3	2	1
专业知识	掌握婴幼儿水浴锻炼的操作流程	5	4	3	2	1
研讨精神	积极参与讨论，对其他人的发言能进行合理的分析和提出见解	5	4	3	2	1
团队协作	能很好地融入课堂小组讨论，共同推进学习进程	5	4	3	2	1
沟通交流	能够清晰准确地表达自己的观点，与他人交流时态度语气恰当	5	4	3	2	1
人文素养	能够关注医学人文知识，有意识地树立职业精神	5	4	3	2	1
信息素养	会检索常见的医学专业文献数据库，主动阅读医学文献	5	4	3	2	1
实践应用	能根据婴幼儿情况进行水浴锻炼	5	4	3	2	1
自我小结						

企业评价

评价内容		评价标准	分值
评估（15分）	被照护者	1.生理情况：生命体征、意识状态等	4
		2.心理情况：有无哭闹、情绪紧张等	2
	环境	干净、整洁、安全、温湿度适宜	3
	照护员	着装整洁，取下首饰，指甲剪短，双手洗净，双手消毒，戴好口罩	3
	物品	使用物准备齐全	3

续表

<table>
<tr><th colspan="2">评价内容</th><th>评价标准</th><th>分值</th></tr>
<tr><td>计划
(5分)</td><td>预期目标</td><td>口述:能够进行幼儿冷水浴锻炼</td><td>5</td></tr>
<tr><td rowspan="10">实施
(60分)</td><td rowspan="2">观察情况</td><td>1.口述:观察幼儿皮肤、体温、面部的情况</td><td>5</td></tr>
<tr><td>2.口述:观察幼儿的情绪、水浴习惯等</td><td>5</td></tr>
<tr><td rowspan="5">水浴</td><td>1.浴盆里放好适宜的温水,用水温计测量确认</td><td>5</td></tr>
<tr><td>2.给幼儿做热身运动,动作轻柔地脱去幼儿衣服,让其站在盛有温水的浴盆里</td><td>5</td></tr>
<tr><td>3.提起水壶(水温为35 ℃左右)冲淋,按照上肢—胸背—下肢的顺序操作,冲淋时不可冲头部,动作要迅速</td><td>10</td></tr>
<tr><td>4.在水浴过程中要密切关注幼儿的情况,若幼儿打冷战、手脚冰冷、打喷嚏、流鼻涕、感觉寒冷,应立即停止,擦干身体,穿上衣服,带到室内休息,适当口服温开水或葡萄糖水,并随时观察</td><td>10</td></tr>
<tr><td>5.冲淋完毕后,用干浴巾将全身擦干,整个操作要注意幼儿安全</td><td>5</td></tr>
<tr><td rowspan="3">整理记录</td><td>1.整理用物,安排幼儿休息或玩耍</td><td>5</td></tr>
<tr><td>2.洗手</td><td>5</td></tr>
<tr><td>3.记录水浴后的照护情况</td><td>5</td></tr>
<tr><td colspan="2" rowspan="4">评价(20分)</td><td>1.操作规范,动作熟练</td><td>5</td></tr>
<tr><td>2.能正确对幼儿进行水浴</td><td>5</td></tr>
<tr><td>3.态度和蔼,操作过程中动作轻柔,关爱婴幼儿</td><td>5</td></tr>
<tr><td>4.与婴幼儿沟通有效,取得合作</td><td>5</td></tr>
<tr><td colspan="2">总分</td><td></td><td>100</td></tr>
</table>

任务三

婴幼儿空气浴锻炼

任务描述

2岁的满满不喜欢出门玩，天天都待在家里和教室里，因少有出去，身体适应能力差，易感冒。照护员决定带满满和其他幼儿一起去户外活动，进行空气浴锻炼。

(1)分小组进行讨论，完成工作表单3。

(2)请问照护员应该如何进行空气浴锻炼？

工作表单3

小组讨论

小组讨论：请问婴幼儿进行空气浴锻炼有哪些益处？

空气浴益处：

任务准备

名称	条件	要求
环境准备	宽敞、明亮的空地	安全
设施准备	婴幼儿仿真模型、温湿度计	无损坏
物品准备	隔背巾、马甲、开衫、温湿度计、笔、记事本、免洗消毒液、适当玩具、水壶	清洁、无损坏，隔背巾材质柔软，消毒液在有效期内
人员准备	照护员具备帮助婴幼儿进行空气浴的理论知识和操作技能，并能指导家长	照护员着装整洁、未佩戴首饰、指甲剪短、双手洗净
	被照护者情绪平稳，能够配合操作	被照护者无身体不适

操作流程

一、评估

(1)观察被照护者生命体征、意识状态。观察被照护者心理情况，有无哭闹、情绪紧张等。

(2)评估环境情况，是否干净、整洁、安全、温湿度适宜。

(3)评估照护员情况，要求照护员着装整洁，取下首饰，剪短指甲，洗净双手。

(4)评估照护物品，是否齐全。

二、计划

顺利完成婴幼儿空气浴锻炼，婴幼儿情绪良好，并能配合完成。

三、实施

适应空气变化能让婴幼儿拥有健康的身体，可以有效提高机体对温度的调节能力，对婴幼儿的生长发育是一种良性刺激。经常到户外呼吸新鲜空气的婴幼儿，往往脸色红润，心情愉快，食欲较强。婴幼儿进行空气浴益处多多。

【具体方法】

步骤一：婴幼儿对温差的适应有一个过程。空气浴最好从夏季开始，逐渐过渡到冬季。查询天气预报，选择适宜天气，大雾、大风、寒冷等天气时不要勉强进行空气浴。观察室内和室外温度。准备好马甲、隔背巾、水壶等。

空气浴有利于慢性支气管炎的康复

步骤二：先在室内进行空气浴，然后再到室外。先在室内开窗进行空气浴，让婴幼儿呼吸室外空气3~5分钟。

步骤三：等婴幼儿在室内适应室外空气之后再转移到室外。室外场所有绿色植物、路面平坦为宜。初次空气浴室外温度25 ℃左右为宜，带着婴幼儿在活动地的周围散散步。婴幼儿既可以适应一下新环境，也扩展了生活范围。空气浴时注意安全。

步骤四：室外空气浴进行的时间由短到长。开始进行空气浴时是3~5分钟，逐渐延长到10分钟左右，再到15分钟左右。随婴幼儿的月龄和年龄的增加适当延长。

步骤五：空气浴中，注意观察婴幼儿情况。如易出汗的婴幼儿提前隔背，活动量大的婴幼儿视情况调整外套，婴幼儿剧烈运动后注意补充水分、及时擦汗。如有怕冷等不良身体反应时，及时停止，带婴幼儿回室内休息，注意保暖。

步骤六：整理用品，洗手，记录。

四、评价

（1）操作规范，动作熟练。

（2）能正确对婴幼儿进行空气浴锻炼。

（3）态度和蔼，操作过程中动作轻柔，关爱婴幼儿。

（4）与婴幼儿沟通有效，取得合作。

任务分析

（1）婴儿期：可以由家长推婴儿车带婴儿到室外进行空气浴。

（2）幼儿期：周岁以后，幼儿一般能够自己行走，可以在家长的陪同下到室外进行空气浴。

学习支持

一、什么是空气浴

主要利用气温和人体皮肤表面温度之间的差异形成刺激，达到锻炼的效果。气温、气压、气湿、气流、负氧离子等因素直接刺激婴幼儿的皮肤，能提高婴幼儿中枢神经系统的兴奋性和灵活性，改善神经系统对体温的调节功能，促进机体新陈代谢，增强机体对外界环境的适应性。

二、空气浴对婴幼儿的益处

（1）能使婴幼儿的呼吸变得慢而深，增强呼吸功能，降低呼吸道疾病的发病率。

（2）利用空气和皮肤温度之间的差异刺激，加强体温中枢的调节活动，使皮肤血管收缩，减少皮肤血流量及汗腺分泌，提高肌肉的兴奋性与收缩能力。

（3）婴幼儿通过与室外新鲜空气充分接触，提高对外界环境和温度变化的适应能力。

（4）空气中负离子可对大脑产生良好的刺激作用，使婴幼儿精神舒畅，从而改善其食欲和睡眠状况。

（5）经外界冷空气刺激，机体内脏温度相应升高，血液循环增加，能有效改善各脏器的功能。

（6）新鲜空气可促进婴幼儿的组织代谢，增强血液循环和神经系统的调节功能。

三、空气浴的准备活动有哪些

空气浴前充分、合理、科学的准备活动能帮助婴幼儿提高神经肌肉兴奋性，有效防止运动损伤。家长或照护员可针对婴幼儿容易受冻的部位，如手足、耳朵、脸颊，做5~10分钟按摩，通过按摩来增强婴幼儿局部血液循环，同时辅助一些活动手脚的游戏。

四、进行空气浴的场所

空气浴要在空气新鲜的场所进行，一般可在公园、绿地、露台、海滨等环境清洁、空气新鲜，无明显污染处进行。

五、空气浴时间

空气浴适合于任何年龄阶段的婴幼儿。每次进行空气浴的时间，因人因地因时灵活掌握，以不发生寒战为原则。

任务评价

学习评价

主题	内容	优秀	良好	一般	较差	很差
学习态度	能准时参加全部课程，按时提交作业，及时查阅教师上传的学习材料	5	4	3	2	1
专业知识	掌握空气浴的流程，空气浴的意义	5	4	3	2	1
研讨精神	积极参与讨论，对其他人的发言能进行合理的分析和提出见解	5	4	3	2	1
团队协作	能很好地融入课堂小组讨论，共同推进学习进程	5	4	3	2	1
沟通交流	能够清晰准确地表达自己的观点，与他人交流时态度语气恰当	5	4	3	2	1
人文素养	能够关注医学人文知识，有意识地树立职业精神	5	4	3	2	1
信息素养	会检索常见的医学专业文献数据库，主动阅读医学文献	5	4	3	2	1
实践应用	能准确进行婴幼儿空气浴锻炼的操作	5	4	3	2	1
自我小结						

企业评价

评价内容		评价标准	分值
评估（15分）	被照护者	1.生理情况：生命体征、意识状态	4
		2.心理情况：有无哭闹、情绪紧张等	2
	环境	干净、整洁、安全、温湿度适宜	3
	照护员	着装整洁，取下首饰，指甲剪短，双手洗净	3
	物品	使用物准备齐全	3

续表

评价内容		评价标准	分值
计划（5分）	预期目标	口述：顺利完成婴幼儿空气浴锻炼，婴幼儿情绪良好，并能配合完成	5
实施（60分）	观察情况	1.口述：观察婴幼儿皮肤、体温、面部的情况	5
		2.口述：观察婴幼儿的情绪、空气浴习惯等	5
	空气浴	1.婴幼儿对温差的适应有一个过程，空气浴最好从夏季开始，逐渐过渡到冬季。查询天气预报，选择适宜天气，大雾、大风、寒冷等天气时不要勉强进行空气浴。观察室内和室外温度。准备好马甲、隔背巾、水壶	8
		2.对手足、耳朵、脸颊做5分钟按摩，增强婴幼儿局部血循环。先在室内开窗进行空气浴，让婴幼儿呼吸室外空气3~5分钟	6
		3.等婴幼儿在室内适应室外空气之后再转移到室外。室外场所有绿色植物、路面平坦为宜，初次空气浴室外温度25 ℃左右为宜。空气浴时注意安全	5
		4.室外空气浴进行的时间由短到长。开始进行空气浴时是3~5分钟，逐渐延长到10分钟左右，再到15分钟左右。随婴幼儿月龄和年龄的增加还可适当延长	6
		5.空气浴中，注意观察婴幼儿情况，如易出汗的婴幼儿提前隔背，活动量大的婴幼儿视情况调整外套，婴幼儿剧烈运动后注意补充水分、及时擦汗。如有怕冷等不良身体反应，及时停止，带婴幼儿回室内休息，注意保暖	10
	整理记录	1.整理用物，安排婴幼儿休息或玩耍	5
		2.洗手	5
		3.记录空气浴后的照护情况	5
评价（20分）		1.操作规范，动作熟练	5
		2.能正确对婴幼儿进行空气浴	5
		3.态度和蔼，操作过程中动作轻柔，关爱婴幼儿	5
		4.与婴幼儿沟通有效，取得合作	5
总分			100

任务四

婴幼儿日光浴锻炼

任务描述

一岁的多多近日来出现睡眠中多汗、不安，日常多烦躁、爱哭闹，去医院检查诊断为维生素D缺乏，医生建议多晒太阳。

(1)分小组进行讨论，完成工作表单4。

(2)请问照护员应该如何进行日光浴锻炼？

工作表单4

小组讨论

小组讨论：请问婴幼儿进行日光浴锻炼有哪些益处？

日光浴益处：

任务准备

名称	条件	要求
环境准备	晴天户外	安全、温湿度适宜
设施准备	婴幼儿仿真模型、温湿度计	无损坏
物品准备	温湿度计、隔背巾、防潮垫子、笔、记事本、免洗消毒液、帽子、墨镜、适当玩具	清洁、无损坏，隔背巾材质柔软，消毒液在有效期内
人员准备	照护员具备帮助婴幼儿进行日光浴的理论知识和操作技能，并能指导家长	照护员着装整洁、未佩戴首饰、指甲剪短、双手洗净
	被照护者情绪平稳，能够配合操作	被照护者无身体不适

操作流程

一、评估

(1)观察婴幼儿身体情况，有无不适，并对婴幼儿整体情况做出评估。

(2)观察婴幼儿情绪是否稳定，评估其在操作中的配合度。

(3)询问婴幼儿日常在家的生活情况和感冒情况，评估家长的养育行为是否对婴幼儿的健康造成影响。

(4)对环境情况进行评估,温湿度是否适宜,周围是否安全。

(5)查看物品准备是否适当、齐全。

二、计划

顺利为婴幼儿进行日光浴锻炼。

三、实施

步骤如下:

步骤一:提前观看天气预报,了解天气情况,选择有太阳的时候。夏季不可暴晒,以免阳光灼伤婴幼儿皮肤;冬季仍可坚持,可选阳光充足的中午进行。观察婴幼儿情况,婴幼儿生病时或湿疹严重时不宜进行日光浴。准备好日光浴的物品。

晒太阳的好处

步骤二:当户外温度达到20 ℃左右时,带婴幼儿到户外进行日光浴,要避免头部和眼睛被阳光照射,不会走路的小婴儿可以放到爬爬垫上进行。开始几天,可以先晒晒婴幼儿的手脚;4~5天后,可将裤腿、袖子卷起来,晒到膝盖和手肘;再过4~5天,可晒到大腿和大手臂。

步骤三:婴幼儿日光浴时间20~30分钟比较合适。夏日要防止中暑,冬天要防止感冒。

步骤四:日光浴时注意婴幼儿安全。观察婴幼儿情况,如果皮肤、面部、呼吸等出现不良反应,停止日光浴。

步骤五:日光浴后要及时擦汗、洗澡、换衣服,还要及时补充水分。

任务分析

(1)婴儿期:可在室内打开窗户让阳光照射在婴儿身上,但应注意不要照射头部。也可以坐在婴儿车里由家长或照护员推到户外晒太阳,或者躺在防潮垫上进行日光浴。

(2)幼儿期:周岁以后,会走路的幼儿可以在户外进行日光浴。

学习支持

一、婴幼儿维生素D缺乏表现

(一)不易入睡,睡觉不实

夜惊、夜啼是婴幼儿缺钙的表现之一。新生儿缺钙常常会在夜间突然惊醒,啼哭不止。

(二)夜间盗汗

婴幼儿缺钙可能会在入睡后头部大量出汗,哭后出汗更明显。

(三)性情异常

婴幼儿缺钙会脾气怪,常会出现烦躁、爱哭闹、坐立不安等表现,不易照看。

(四)出牙晚,牙齿排列参差不齐

有的幼儿1岁半时仍未出牙,或牙齿发育不良、咬合不正,牙齿排列参差松动或者过早脱落。

(五)枕秃圈

缺钙的婴幼儿易出汗,通常后脑勺处的头发被磨光,形成枕秃。枕秃可以反映一部分缺钙的情况,但不绝对。

(六)前囟门闭合延迟

前囟一般在幼儿1~1.5岁时闭合。缺钙的幼儿通常在1岁半后仍不闭合,形成方颅。

(七)生长迟缓,学步晚,骨关节畸形

缺钙的小儿常常会在1岁左右学走路时由于骨质软,表现为“X”形腿或者“O”形腿,肌肉松软无力,腿骨疼痛。

(八)肌肉肌腱松弛

缺钙严重时会导致肠壁肌肉松弛,可引起肠腔内积气而形成腹部膨大如蛙腹状。如果是脊柱的肌腱松弛,可出现驼背、鸡胸、胸骨疼痛。

(九)肋骨串珠

新生儿缺钙,可能会使肋骨的软骨增生,连起似串珠样,常压迫肺脏,让新生儿通气不畅,容易患气管炎、肺炎。

(十)精神不好

婴幼儿缺钙还会表现为精神状态不好、食欲不振、对周围环境不感兴趣、抽搐、智力低下、免疫功能下降等。

二、婴幼儿维生素D缺乏处理方法

适当晒太阳有助于婴幼儿吸收所补充的钙质,而且婴幼儿要尽量多露出皮肤,促进皮肤合成维生素D。秋天,爸爸妈妈们可直接让婴幼儿在太阳下享受日光浴;夏天,可在树荫下进行日光浴,使婴幼儿的皮肤经常接触紫外线,促进钙质吸收。

任务评价

学习评价

主题	内容	优秀	良好	一般	较差	很差
学习态度	能准时参加全部课程，按时提交作业，及时查阅教师上传的学习材料	5	4	3	2	1
专业知识	掌握日光浴的操作流程，知道日光浴的好处	5	4	3	2	1
研讨精神	积极参与讨论，对其他人的发言能进行合理的分析和提出见解	5	4	3	2	1
团队协作	能很好地融入课堂小组讨论，共同推进学习进程	5	4	3	2	1
沟通交流	能够清晰准确地表达自己的观点，与他人交流时态度语气恰当	5	4	3	2	1
人文素养	能够关注医学人文知识，有意识地树立职业精神	5	4	3	2	1
信息素养	会检索常见的医学专业文献数据库，主动阅读医学文献	5	4	3	2	1
实践应用	能准确对婴幼儿进行日光浴	5	4	3	2	1
自我小结						

企业评价

评价内容		评价标准	分值
评估（15 分）	被照护者	1. 生理情况：生命体征、意识状态	4
		2. 心理情况：有无哭闹、情绪紧张等	2
	环境	干净、整洁、安全、温湿度适宜	3
	照护员	着装整洁，取下首饰，剪短指甲，洗净双手	3
	物品	使用物准备齐全	3
计划（5 分）	预期目标	口述目标：顺利为婴幼儿进行日光浴锻炼 实施：婴幼儿主动配合，情绪愉悦	5
实施（60 分）	观察情况	1. 口述：观察婴幼儿皮肤、体温、面部的情况	5
		2. 口述：观察婴幼儿的情绪、日光浴习惯等	5
	日光浴	1. 提前观看天气预报，了解天气情况，要选择有太阳的时候。夏季不可暴晒，以免阳光灼伤婴幼儿皮肤；冬季仍可坚持，可选阳光充足的中午进行。观察温度计温度，观察婴幼儿情况，婴幼儿生病时或湿疹严重时不进行日光浴。准备好日光浴的物品	5

续表

<table>
<tr><th colspan="2">评价内容</th><th>评价标准</th><th>分值</th></tr>
<tr><td rowspan="7">实施
（60 分）</td><td rowspan="4">日光浴</td><td>2. 当户外温度达到 20 ℃左右时，带婴幼儿到户外进行日光浴。要保护其头部和眼睛免受照射，不会走路的小婴儿可以放到爬爬垫上进行。开始几天，可以先晒晒婴幼儿的手脚；4~5 天后，可将裤腿、袖子卷起来，晒到膝盖和手肘；再过 4~5 天可晒到大腿和大手臂</td><td>10</td></tr>
<tr><td>3. 婴幼儿日光浴时间 20~30 分钟比较合适。夏日防止中暑，冬天防止感冒</td><td>6</td></tr>
<tr><td>4. 日光浴时注意婴幼儿安全。观察婴幼儿情况，如果皮肤、面部、呼吸等出现不良反应，停止日光浴</td><td>8</td></tr>
<tr><td>5. 日光浴后要及时擦汗、洗澡、换衣服，同时要及时补充水分</td><td>6</td></tr>
<tr><td rowspan="3">整理记录</td><td>1. 整理用物，安排婴幼儿休息或玩耍</td><td>5</td></tr>
<tr><td>2. 洗手</td><td>5</td></tr>
<tr><td>3. 记录日光浴后的照护情况</td><td>5</td></tr>
<tr><td colspan="2" rowspan="4">评价（20 分）</td><td>1. 操作规范，动作熟练</td><td>5</td></tr>
<tr><td>2. 能正确对婴幼儿进行日光浴锻炼</td><td>5</td></tr>
<tr><td>3. 态度和蔼，操作过程中动作轻柔，关爱婴幼儿</td><td>5</td></tr>
<tr><td>4. 与婴幼儿沟通有效，取得合作</td><td>5</td></tr>
<tr><td colspan="2">总分</td><td></td><td>100</td></tr>
</table>

任务五

婴儿被动操

任务描述

妞妞5个月，体重达到24斤，超过标准。家长求助体重增长过快怎么办？照护员可以带妞妞加强运动锻炼，做被动操，消耗能量，降低体重。

（1）分小组进行讨论，完成工作表单5。

（2）请问照护员应该如何为婴儿进行被动操锻炼？

工作表单5

小组讨论

小组讨论：请问婴儿进行被动操锻炼有哪些益处？

被动操益处：

任务准备

名称	条件	要求
环境准备	宽敞、明亮的房间	干净、整洁、温湿度适宜
设施准备	婴儿仿真模型、温湿度计	无损坏
物品准备	大浴巾、爬爬垫、笔、记事本、免洗消毒液、口罩	清洁、无损坏，大浴巾材质柔软，消毒液在有效期内，爬爬垫环保、无毒、厚度4 cm
人员准备	照护员具备帮助婴儿进行被动操的理论知识和操作技能，并能指导家长	照护员着装整洁、未佩戴首饰、剪短指甲、洗净双手
	被照护者情绪平稳，能够配合操作	被照护者无身体不适

操作流程

一、评估

(1)观察被照护者生命体征、意识状态，以及心理情况，有无哭闹、情绪紧张等。

(2)评估环境情况，是否干净、整洁、安全、温湿度适宜。

(3)评估照护员情况，要求照护员着装整洁，取下首饰，剪短指甲，洗净双手。

(4)评估物品，是否齐全。

二、计划

顺利完成婴儿被动操；婴儿主动配合，情绪愉悦。

三、实施

步骤一：将大浴巾放到抚触台上，再将婴儿轻轻躺放到抚触台上。

步骤二：扩胸运动。握住婴儿的双手，拇指放在婴儿的手掌内，让婴儿握拳。令双臂屈曲于胸前，然后双臂打开，平伸于身体双侧。

伸展运动。握住婴儿的双手，上举至头两侧，双臂慢慢放下至身体两侧。

以上反复做两个八拍，具体视婴儿月龄而定。

步骤三：屈腿运动。握住婴儿的一双小腿，令双腿膝关节上抬，并屈曲呈90°，然后将双腿慢慢伸直并拢。

抬腿运动。握住婴儿的一双小腿，将双腿伸直举至与身体呈90°，然后慢慢放下。

以上反复做两个八拍，具体视婴儿月龄而定。

步骤四：转手腕。一只手握住婴儿的前臂，另一手握住婴儿的手掌，沿顺时针方向缓缓转动掌心，再沿逆时针方向缓缓转动，然后换手。

转脚腕。一只手握住婴儿的一侧小腿，另一手握住婴儿的脚心，沿逆时针方向缓缓转动，然后换另一只脚。

以上反复做两个八拍，具体视婴儿月龄而定。

步骤五：翻身。一手扶住婴儿的腹部，另一手扶住婴儿的肩背部，同时稍微用力推肩，婴儿即可翻身俯卧30秒至1分钟(锻炼颈部，做抬头训练)，然后转身仰卧。反复做两个八拍，具体视婴儿月龄而定。

步骤六：整理用品，洗手，记录。

四、评价

(1)操作规范,动作熟练。

(2)能正确对婴儿进行被动操锻炼。

(3)态度和蔼,操作过程中动作轻柔,关爱婴儿。

(4)与婴儿沟通有效,取得合作。

婴幼儿肥胖的危害

任务分析

通过被动操对婴儿进行身体锻炼,促进婴儿感统协调,增强婴儿免疫力。

学习支持

婴儿被动操是在家长或者照护员的帮助下让婴儿进行身体活动的体操,适合于2~12个月的婴儿。2~12个月的婴儿运动功能发育还不完善,身体各部分还不能充分活动,需要成人辅助来给婴儿做被动操。被动操是婴儿体格锻炼的重要方式,能促进婴儿骨骼和肌肉的发育,增强其免疫力等。给婴儿做被动操,精神要集中,除了要时刻留意每一个动作,避免伤及婴儿,还要始终保持微笑,将目光都集中在婴儿身上,注视着婴儿的眼睛,把爱传递给婴儿。这样的被动操,才能收到预期的效果。在做操过程中,注意和婴儿的情感交流,避免机械式地完成任务。

一、婴儿被动操注意事项

(1)婴儿的肌肉、骨骼都很柔软,成人抱的时候要格外注意。3个月以内的婴儿头颈肌肉缺乏充足的支撑力,成人抱起的时候需要用手掌托着婴儿的头颈部,保护头颈。

(2)动作要缓慢,婴儿由于身体功能发育得不完善,对外界环境信息的接收和转换能力是很弱的,所以做被动操时动作一定要缓慢,让婴儿有充足的时间去接受和做出反应,这样才能收到预期的效果。如果快速翻转移动,婴儿还没接收到信息,就已经被转晕了,而困惑不解、害怕、恐惧等心理也会让婴儿在运动过程中,产生不安全感,失控大哭。

(3)做操之前,照护员要洗干净双手,摘掉手上的饰品。

(4)做被动操时,对室温有要求,通常建议在26 ℃左右,室内不能有对流风。气温较低的时候,可以开启暖风机来保证室内温度。

(5)在冬天,做被动操之前要把双手捂热。婴儿可以躺在床上或者抚触台上。

(6)被动操会移动、翻转婴儿的身体,为了避免婴儿溢奶、呕吐,不能在婴儿刚刚吃完奶或辅食就给婴儿做操,最佳时间应选择在进食前1个小时左右。

(7)若进行期间,婴儿哭闹,不愿意继续,应立即停止。

(8)做被动操的过程中,最好配有节奏舒缓的音乐,做操之前要和婴儿轻声说话。

(9)每节操之前都要告诉婴儿下面要做什么动作,一边做动作一边轻声喊口令:一二三四,二二三四,三二三四,四二三四。声音要轻柔,语调要有节奏,保持微笑。

二、婴幼儿被动操的好处

(1)可以增强婴儿的生理功能,提高婴儿对外界环境的适应能力。

(2)促进婴儿动作发展,使婴儿的动作变得更加灵敏,肌肉更发达,还可促进婴儿神经系统和心理的发展。

(3)长期坚持做被动操可使婴儿的动作由无意无序,逐步发展为有目的、协调的。

任务评价

学习评价

主题	内容	优秀	良好	一般	较差	很差
学习态度	能准时参加全部课程,按时提交作业,及时查阅教师上传的学习材料	5	4	3	2	1
专业知识	掌握婴儿被动操的步骤,知道婴儿被动操的意义	5	4	3	2	1
研讨精神	积极参与讨论,对其他人的发言能进行合理的分析和提出见解	5	4	3	2	1
团队协作	能很好地融入课堂小组讨论,共同推进学习进程	5	4	3	2	1
沟通交流	能够清晰准确地表达自己的观点,与他人交流时态度语气恰当	5	4	3	2	1
人文素养	能够关注医学人文知识,有意识地树立职业精神	5	4	3	2	1
信息素养	会检索常见的医学专业文献数据库,主动阅读医学文献	5	4	3	2	1
实践应用	能熟练对婴儿进行被动操锻炼	5	4	3	2	1
自我小结						

企业评价

<table>
<tr><th colspan="2">评价内容</th><th>评价标准</th><th>分值</th></tr>
<tr><td rowspan="5">评估
（15分）</td><td rowspan="2">被照护者</td><td>1.生理情况：生命体征、意识状态等</td><td>4</td></tr>
<tr><td>2.心理情况：有无哭闹、情绪紧张等</td><td>2</td></tr>
<tr><td>环境</td><td>干净、整洁、安全、温湿度适宜</td><td>3</td></tr>
<tr><td>照护员</td><td>着装整洁，取下首饰，剪短指甲，洗净双手，双手消毒，戴好口罩。</td><td>3</td></tr>
<tr><td>物品</td><td>使用物准备齐全</td><td>3</td></tr>
<tr><td>计划
（5分）</td><td>预期目标</td><td>口述目标：能够顺利进行婴儿被动操；婴儿情绪愉悦</td><td>5</td></tr>
<tr><td rowspan="10">实施
（60分）</td><td rowspan="2">观察情况</td><td>1.口述：观察婴儿四肢、体温、面部的情况</td><td>5</td></tr>
<tr><td>2.口述：观察婴儿的情绪、月龄、活动习惯等</td><td>5</td></tr>
<tr><td rowspan="5">被动操</td><td>1.确认室温，将大浴巾放到抚触台上，再将婴儿轻轻躺放到抚触台上，注意婴儿安全</td><td>5</td></tr>
<tr><td>2.扩胸运动。握住婴儿的双手，拇指放在婴儿的手掌内，让婴儿握拳。令双臂屈曲于胸前，然后双臂打开，平伸于身体双侧。
伸展运动。握住婴儿的双手，上举至头两侧，双臂慢慢放下至身体两侧。
每个动作做两个八拍，具体视婴儿月龄而定。</td><td>8</td></tr>
<tr><td>3.屈腿运动。握住婴儿的一双小腿，令双腿膝关节上抬，并屈曲呈90°，然后将双腿慢慢伸直并拢。
抬腿运动。握住婴儿的一双小腿，将双腿伸直举至与身体呈90°，然后慢慢放下。
每个动作做两个八拍，具体视婴儿月龄而定。</td><td>8</td></tr>
<tr><td>4.转手腕。一只手握住婴儿的前臂，另一手握住婴儿的手掌，沿顺时针方向缓缓转动掌心，再沿逆时针方向缓缓转动，然后换手。
转脚腕。一只手握住婴儿的一侧小腿，另一手握住婴儿的脚心，沿逆时针方向缓缓转动，然后换另一只脚。
每个动作做两个八拍，具体视婴儿月龄而定。</td><td>8</td></tr>
<tr><td>5.翻身。一手扶住婴儿的腹部，另一手扶住婴儿的肩背部，同时稍微用力推肩，婴儿即可翻身俯卧30秒至1分钟（锻炼颈部，做抬头训练），然后转身仰卧。反复做两个八拍，具体视婴儿月龄而定。</td><td>6</td></tr>
<tr><td rowspan="3">整理记录</td><td>1.整理用物，安排婴儿休息或玩耍</td><td>5</td></tr>
<tr><td>2.洗手</td><td>5</td></tr>
<tr><td>3.记录被动操的照护情况</td><td>5</td></tr>
<tr><td colspan="2" rowspan="4">评价（20分）</td><td>1.操作规范，动作熟练</td><td>5</td></tr>
<tr><td>2.能正确进行婴儿被动操</td><td>5</td></tr>
<tr><td>3.态度和蔼，操作过程中动作轻柔，关爱婴儿</td><td>5</td></tr>
<tr><td>4.与婴儿沟通有效，取得合作</td><td>5</td></tr>
<tr><td colspan="2">总分</td><td></td><td>100</td></tr>
</table>

项目小结

体格锻炼能促进婴幼儿生长发育，提高其对自然环境的适应能力，增强抵抗力，减少疾病，保持健康。体格锻炼的方式因婴幼儿年龄而异，可以利用空气、日光和水进行，也可以通过被动操、游戏、体育运动进行。

婴幼儿自出生后就应该衣着适宜，不必过暖。室内温度适宜，即使冬季室温也不必过高，经常通风，保持空气新鲜，使婴幼儿能逐渐适应较冷的环境。到户外活动可以呼吸新鲜空气，可以使皮肤接受日光照射，增加体内维生素D的合成，有利于骨骼生长，防止佝偻病的发生。婴幼儿在夏季户外活动时间每天应保持在2小时以上，冬季亦应安排一定时间的户外活动。

思考练习

1. 是不是在没有阳光，冷的天气，幼儿就可以不出门？

2. 婴儿抚触的注意事项是什么？

3. 抚触按摩对婴幼儿的益处有哪些？

推荐阅读

[1]张国英，叶娜，刘春红，等．早教干预联合抚触疗法在婴幼儿中的应用[J]. 中华现代护理杂志，2021，27(10):4.

[2]梁佩珊，林琨．足三里穴位按摩联合腹部抚触对早产儿喂养耐受性的影响[J]. 国际中医中药杂志，2021，43(11):4.

项目九

婴幼儿常见疾病保健

项目目标

1. 掌握婴幼儿呼吸系统、消化系统常见疾病的护理保健。

2. 培养照护员仔细观察、发现问题和解决问题的能力，以及对照护对象具有良好的耐心和责任心。

学习重难点

学习重点：

掌握婴幼儿呼吸系统、消化系统常见疾病的护理保健。

学习难点：

识别呼吸系统、消化系统常见疾病的表现，并给予相应处理。

思维导图

- 婴幼儿常见疾病保健
  - 婴幼儿常见呼吸系统保健
    - 体温测量
    - 脉搏测量
    - 呼吸测量
    - 常见呼吸系统疾病与保健护理
  - 婴幼儿常见消化系统保健
    - 臀部护理
    - 消化系统特性
    - 常见消化系统症状和保健护理

任务一

婴幼儿常见呼吸系统保健

任务描述

一岁半的冬冬3天前着凉，出现鼻塞、流涕，家长给予感冒冲剂口服。今日照护员发现冬冬咳嗽有痰声，不想吃饭。

（1）并分小组进行讨论，完成工作表单1。

（2）请问照护员应该怎样处理？

工作表单1

小组讨论

呼吸系统疾病是婴幼儿常见疾病之一，良好的照护可极大程度地减少婴幼儿呼吸道疾病的发生和发展。

小组讨论：照护员可通过哪些方式减少婴幼儿呼吸道疾病的发生？

任务准备

名称	条件	要求
环境准备	宽敞、明亮的房间	干净、整洁、温湿度适宜
设施准备	桌椅	无损坏
物品准备	压舌板、电筒、体温计、盛放75%酒精的方盘、小毛巾、带秒针的表、笔、登记本	清洁、无损坏，在有效期内
人员准备	照护员具备为婴幼儿测量生命体征的理论知识和操作技能	照护员着装整洁，取下首饰，清洁双手
	被照护者情绪稳定，能够配合操作	

操作流程

一、评估

（1）评估婴幼儿面色、唇周皮肤颜色的情况。

（2）观察婴幼儿情绪是否稳定，精神状态是否良好，评估其在操作中的配合度。

（3）评估婴幼儿咽喉部及扁桃体的情况，注意是否有红肿、溃疡、疱疹、脓点。

二、计划

（1）根据需求选择需要测量哪些生命体征。

（2）根据婴幼儿的实际情况，实施生命体征测量。

三、实施

（一）体温测量

婴幼儿体温、脉搏、呼吸

体温通常指人体内部的温度，测量体温常用腋下测量法。

【具体方法】

（1）操作者手持体温计尾部，检查体温计有无破损。

（2）查看水银柱是否在35 ℃以下，若高于35 ℃，应将水银柱甩到35 ℃以下。

（3）擦干被检者腋窝，将体温计水银头端置于其腋窝让其夹紧。

（4）协助被检者固定上臂与体温计，10分钟后读数、记录。

（5）测量完毕，帮助被检者整理衣物。

【注意事项】

（1）测量前30分钟应避免剧烈运动、进食进饮、冷热敷、洗澡等。

（2）发现体温计温度不升或与判断差异较大时时应复测。

（3）注意固定上臂与体温计，避免体温计松脱、折断。

（4）检查前后注意沟通、安抚与关爱。

（二）脉搏测量

心脏舒缩时，动脉管壁有节奏、周期性的起伏叫脉搏。测量脉搏通常触诊两侧桡动脉。

【具体方法】

食指、中指、环指三指并拢，指腹置于被检者腕部桡动脉处，以适当压力触诊桡动脉搏动，计数一分钟，记录搏动次数。

【注意事项】

（1）注意关爱，动作轻柔。

（2）桡动脉不易触及的情况下，可以触诊颈动脉。

(三)呼吸测量

机体在新陈代谢过程中,不断从外界吸取氧气并排出二氧化碳,这种机体和环境之间的气体交换,称为呼吸。

【具体方法】

观察被检者胸腹部起伏,一起一伏为一次,计数一分钟,记录次数。

【注意事项】

(1)被检者应在安静状态下,若情绪激动或剧烈运动后,应休息30分钟再测量。

(2)注意被检者有无气促、呼吸费力、呼吸时音调改变等异常情况发生。

四、评价

(1)操作规范,动作熟练。

(2)能正确实施生命体征测量。

(3)态度和蔼,操作过程中动作轻柔,关爱婴幼儿。

(4)与婴幼儿沟通有效,取得合作。

任务分析

婴幼儿免疫功能较差,容易出现呼吸道感染。感冒,中医称为伤风,是感受外邪引起的一种常见的外感疾病,以发热、鼻塞、流涕、喷嚏、咳嗽为主要表现。呼吸系统疾病占婴幼儿常见病的70%以上。年龄越小,病情越重,并发症越多,死亡率也越高。对于呼吸道感染的婴幼儿,照护员要注意对症护理,避免病情加重发展为气管炎、肺炎。

学习支持

一、呼吸系统概述

人体呼吸系统是机体与外界空气进行气体交换的一系列器官的总称,由呼吸道和肺组成。呼吸道主要包括鼻、咽、喉、气管、支气管,以环状软骨为界,分为上呼吸道和下呼吸道。

二、婴幼儿呼吸系统的特性

(一)呼吸频率和呼吸节律的特点

婴幼儿年龄越小,呼吸频率越快。婴幼儿由于呼吸中枢发育未成熟,呼吸肌发育不健全,易出现呼吸节律不规则。

(二)呼吸道特点

婴幼儿无鼻毛,鼻黏膜柔弱且血管多。鼻部易感染,感染后鼻黏膜充血肿胀,出现鼻塞,甚至发生呼吸困难。婴幼儿气道管径小,阻力大,如果患肺炎更容易发生呼吸衰竭。

三、婴幼儿常见呼吸道疾病

(一)上呼吸道感染

急性上呼吸道感染简称上感、感冒,是鼻、咽、喉部急性炎症的总称,包括鼻炎、咽炎、喉炎等,是最常见的急性呼吸道感染性疾病。多呈自限性,发生率较高,在冬春季高发。主要表现为发热、鼻塞、流涕、喷嚏、咳嗽。

(二)肺炎

肺炎是指不同病原体或其他因素(如羊水吸入、过敏等)所致的肺部炎症。婴幼儿高发,是因为其呼吸系统生理解剖的特点:气管、支气管狭窄,纤毛运动能力差;肺弹力组织发育差,血管丰富,易充血;肺泡数少,肺含气量少,易被黏液阻塞等。主要表现:起病急骤或迟缓,发热、咳嗽、气促、鼻扇、痰鸣、拒食或呕吐、嗜睡或烦躁、喘憋;婴儿期可能发热不高,咳嗽不明显,易呛奶,严重者面色白、唇甲发绀、呼吸困难。

(三)支气管哮喘

是一种以慢性气道炎症和气道高反应性为特征的疾病,以反复发作的喘息、咳嗽、气促、胸闷、呼气延长为主要临床表现,严重者不能平卧,呼吸困难,张口抬肩,口唇青紫。常在夜间、凌晨发作或加剧,大多在3岁以内初次发作。经规范治疗和调护,多数可逐渐痊愈。但若失于防治,喘息持续,难以缓解,可遗患终身。

四、婴幼儿常见呼吸系统保健护理

(一)呼吸道疾病的一般护理

(1)室内保持空气流通,温湿度适宜。

(2)疾病期间避免剧烈运动。

(3)情志护理:给予情感支持,安抚患儿保持情绪稳定。

(4)包被不宜过厚,捂得过严会使婴幼儿呼吸不畅,不能散热,导致体温升高,甚至发生惊厥。

(5)疾病预防:康复后适当让婴幼儿进行户外活动,晒太阳,提高机体抗病能力;注意气候变化,及时为婴幼儿增减衣物;感冒流行期间,不带婴幼儿去人群聚集的公共场所。

(二)发热护理

发热和疾病轻重并不一定成正比。婴幼儿发热时,产热最多的脏器和血液供应量最大的脏器都是大脑和心脏。此时,婴幼儿四肢小血管收缩,四肢冰凉,预示体温会迅速升高。

(1)监测体温变化,4小时测量一次体温;超高热者或有高热惊厥史者1~2小时测量一次。感知婴幼儿体温,不要用手摸额头,额头热度与实际体温常不相符,应用手触摸颈侧,此处有大动脉经过,能正确感知婴幼儿温度。

(2)松解包被,多让婴幼儿喝温水,物理降温(包括温水擦浴等)。

(3)口服退热药一小时后复测体温。退热药推荐对乙酰氨基酚和布洛芬,每次疾病过程中选用一种。不推荐乙酰氨基酚与布洛芬联合或交替用于婴幼儿退热。由于婴幼儿肝肾功能没有完全发育成熟,所以建议以物理降温为主,如果持续高热(38.5 ℃以上)不退,才建议口服退热药治疗。

(4)尽量卧床休息,保持室内安静、温度适中、通风良好。

(5)观察:观察发热时的伴随症状,降温过程中的面色和出汗量,如出现面色苍白、大量出汗应立即通知医生处理,防止虚脱。

(三)鼻塞护理

(1)使用较细的婴幼儿专用棉签,湿润后清除鼻腔分泌物和鼻痂。

(2)局部滴注低浓度的血管收缩剂和消炎剂以改善症状,如0.5%呋麻滴鼻液短时间使用。收缩血管的滴鼻剂久用容易引起鼻黏膜萎缩。

(3)鼻痂、鼻干时,用生理性海盐水喷雾器冲洗鼻腔。方法:让婴幼儿头偏向一侧,对上部的鼻腔按压1~2喷,1~2分钟后让婴幼儿头偏向另一侧,再冲洗上部的鼻腔,可减轻鼻塞,使鼻腔通畅。

(4)鼻塞的婴幼儿外出时不要戴口罩,口、鼻部包盖过严,会加重缺氧和呼吸困难。不通风,温度过高、衣被厚均容易加重鼻塞。

(5)使用棉签时,注意不要将鼻痂、鼻涕和异物直接往鼻腔里推,不建议使用普通棉签和较硬的物品清理婴幼儿鼻腔,以防造成损伤和感染。

(四)流涕护理

(1)使用婴幼儿专用棉签,湿润后清除鼻腔分泌物,动作轻柔,待鼻涕粘在棉签上时旋转退出棉签。

(2)用吸鼻器轻轻吸出鼻涕,太用力可能会造成鼻腔损伤。

(3)鼻塞、流清涕者,可使用生理性海盐水喷雾器冲洗鼻腔。

(4)注意擦鼻涕后可用湿毛巾轻轻擦洗鼻部,再涂上婴幼儿护肤霜,防止皮肤干燥、疼痛和破损。

(五)咳嗽、咳痰的护理

(1)服用止咳糖浆后注意暂时禁饮禁食,以免降低咽喉部药物浓度。

(2)拍背方法:空拳叩背,由外向内,由下到上,要能听到"咚咚"的叩背声,力度小,起不到震动排痰的作用。

（3）雾化吸入的护理：取坐位或半卧位，雾化后，擦干面部，清洁口腔，再给予正确拍背方法，如呼吸道分泌物多可利用吸痰等方法清理，保持呼吸道通畅。对于哭闹不配合的婴幼儿可选择在安静或睡眠时进行雾化治疗。

（4）预防护理：避免哭闹、喊叫、烟尘刺激，忌生冷瓜果和辛辣香燥等刺激咽喉部的食物。

（六）热性惊厥的紧急处理

热性惊厥为发热状态下（腋温≥38 ℃）出现的惊厥发作，无中枢神经系统感染证据及导致惊厥的其他原因，既往没有无热惊厥史，是儿科常见急症，具有来势凶、变化快、易发展成重症等特点。热性惊厥是小儿惊厥中最常见的原因，常出现在发热初起的24小时内，可反复发作，患病率3%~5%，6月龄至3岁多见。

【典型表现】

意识丧失，头后仰，面部、四肢肌肉强直或痉挛性抽搐，眼球固定、上翻或斜视，口吐白沫、牙关紧闭，面色青紫。部分患儿有大小便失禁，严重者颈项强直、角弓反张。一般数秒至几分钟自行停止，严重者持续数十分钟或反复发作，停止后多入睡。

【紧急处理】

（1）保持呼吸道通畅：抽搐发作时，就地抢救，立即松解患儿衣扣，去枕平卧，头偏向一侧，清理口鼻中的分泌物、呕吐物，防止误吸引起窒息。应用止惊药物后，气道分泌物增多，应及时吸痰。

（2）病情观察：密切观察气道、呼吸、心率、体温，记录惊厥发作持续时间、部位（全身性或局限性）、次数，观察肢体运动。若惊厥持续时间长、频繁发作，出现头痛呕吐，呼吸节律不规则，应警惕脑水肿、颅内压增高的出现。

（3）氧气治疗：新生儿和小婴儿使用头罩吸氧，幼儿使用面罩吸氧，部分惊厥持续时间长，保持气道通畅困难的婴幼儿需进行呼吸机辅助通气。

（4）抗惊厥治疗：大多数单纯性热性惊厥呈短暂的单次发作，持续时间一般1~3分钟，不必急于使用止惊药物治疗。若惊厥发作持续>5分钟，则需要尽快使用药物止惊。还可用10%水合氯醛溶液灌肠。

（5）降温处理：高热婴幼儿应及时采取退热措施，首选对乙酰氨基酚或布洛芬口服，30分钟后复测体温，并多饮水。

【安全护理】

（1）牙关紧闭时勿强行撬开牙齿，避免损伤口腔黏膜。牙齿紧咬嘴唇或有舌咬伤危险，可用压舌板或开口器放置于婴幼儿臼齿。

(2)防止皮肤损伤:对可能发生皮肤损伤的婴幼儿应将纱布或棉球放在婴幼儿的手心,防止皮肤摩擦受损。

(3)注意玻璃体温计的使用安全,避免躁动时体温计折断,刺伤皮肤。

(4)防止意外伤害:给予婴幼儿适当约束,防止坠床。切勿用力强行牵拉或按压婴幼儿肢体,以免使其骨折或脱臼。

(5)保持静脉通路畅通,避免药物输入时发生外渗。

(6)准确记录24小时出入量,用于医生计算补液量,以保持患儿体内水、电解质平衡。

(7)心理护理:由于抢救时分秒必争,家长对疾病的认识不足会产生焦虑、恐惧情绪,在抢救过程中照护员需保持镇定,动作轻柔,操作敏捷,态度温和,稳定家长情绪。

(8)向家长讲解疾病相关知识,告知其需要继续进行病因治疗,以防止惊厥复发。

任务评价

学习评价

主题	内容	优秀	良好	一般	较差	很差
学习态度	能准时参加全部课程,按时提交作业,及时查阅教师上传的学习材料	5	4	3	2	1
专业知识	掌握基本生命体征测量方式,了解常见呼吸道疾病症状的预防护理	5	4	3	2	1
研讨精神	积极参与讨论,对其他人的发言能进行合理的分析和提出见解	5	4	3	2	1
团队协作	能很好地融入课堂小组讨论,共同推进学习进程	5	4	3	2	1
沟通交流	能够清晰准确地表达自己的观点,与他人交流时态度语气恰当	5	4	3	2	1
人文素养	能够关注医学人文知识,有意识地树立职业精神	5	4	3	2	1
信息素养	会检索常见的医学专业文献数据库,主动阅读医学文献	5	4	3	2	1
实践应用	准确描述生命体征测量方式	5	4	3	2	1
自我小结						

企业评价

<table>
<tr><th colspan="2">评价内容</th><th>评价标准</th><th>分值</th></tr>
<tr><td rowspan="6">评估
（15 分）</td><td rowspan="2">被照护者</td><td>1. 生命体征、意识状态</td><td>4</td></tr>
<tr><td>2. 心理情况：有无哭闹、情绪紧张等</td><td>2</td></tr>
<tr><td>环境</td><td>整洁、安全、通风、温湿度适宜</td><td>3</td></tr>
<tr><td>照护员</td><td>着装整齐</td><td>3</td></tr>
<tr><td>物品</td><td>用物准备齐全</td><td>3</td></tr>
<tr><td>计划
（5 分）</td><td>预期目标</td><td>口述目标：照护员掌握生命体征监测方法，熟悉常见呼吸道疾病和症状的护理、预防疾病发生的要点</td><td>5</td></tr>
<tr><td rowspan="8">实施
（60 分）</td><td rowspan="2">观察情况</td><td>1. 口述：观察婴幼儿面色、神志、呼吸的情况</td><td>5</td></tr>
<tr><td>2. 口述：观察婴幼儿的情绪、精神状态</td><td>5</td></tr>
<tr><td rowspan="3">生命体征测量</td><td>1. 正确测量体温</td><td>10</td></tr>
<tr><td>2. 正确测量脉搏</td><td>15</td></tr>
<tr><td>3. 正确测量呼吸频率</td><td>10</td></tr>
<tr><td rowspan="3">整理记录</td><td>1. 整理、消毒用物，安排婴幼儿休息或玩耍</td><td>5</td></tr>
<tr><td>2. 洗手</td><td>5</td></tr>
<tr><td>3. 记录生命体征数据及其他表现</td><td>5</td></tr>
<tr><td colspan="2" rowspan="4">评价（20 分）</td><td>1. 操作规范，动作熟练</td><td>5</td></tr>
<tr><td>2. 能正确实施生命体征测量</td><td>5</td></tr>
<tr><td>3. 态度和蔼，操作过程中动作轻柔，关爱婴幼儿</td><td>5</td></tr>
<tr><td>4. 与婴幼儿沟通有效，取得合作</td><td>5</td></tr>
<tr><td colspan="2">总分</td><td></td><td>100</td></tr>
</table>

任务二

婴幼儿常见消化系统保健

任务描述

丁丁1岁零6个月，因进食生冷后开始出现腹泻，日解4~5次，肠鸣则泻，大便水样带泡沫，色淡黄，臭味不甚，无发热，面色稍黄，腹胀，肠鸣音活跃，前囟、眼眶无凹陷，皮肤弹性可，小便如常。

(1)分小组进行讨论，完成工作表单2。

(2)婴幼儿腹泻如何护理，如何评价效果？

工作表单2

小组讨论

婴幼儿常因生理原因或喂养不当、感染等原因出现消化道症状。小组讨论：请问婴幼儿常见的消化道症状有哪些？

婴幼儿常见消化道症状：

任务准备

名称	条件	要求
环境准备	宽敞、明亮的房间	干净、整洁、温湿度适宜
设施准备	操作台或者操作床	无损坏
物品准备	压舌板、电筒、体温计、盛放75%酒精的方盘、小毛巾、带秒针的表、笔、登记本	清洁、无损坏，在有效期内
人员准备	照护员具备为婴幼儿进行臀部护理的理论知识和操作技能	照护员着装整洁，取下首饰，清洁双手
	被照护者情绪稳定，能够配合操作	

操作流程

一、评估

评估婴幼儿臀部皮肤情况(包括外生殖器),有无皮肤潮红、皮损等。

二、计划

根据婴幼儿情况为婴幼儿进行臀部护理,取得婴幼儿配合。

三、实施

(1)清洗臀部。

尿布皮炎

操作前查对,向家长和婴幼儿说明操作的目的,以取得配合。

①大便后为婴幼儿轻柔清洗臀部,注意会阴、腹股沟和皮肤褶皱处,用温水浸湿的棉柔巾轻柔擦拭清洁。女婴应由前向后清洁臀部,动作应轻稳,注意保暖,防止婴幼儿受凉或发生皮损。

②用小毛巾或婴幼儿专用纸巾吸干皮肤表面水分,避免揉搓皮肤。

③必要时涂抹护臀霜。

④为婴幼儿穿好纸尿裤,注意松紧适宜,防止过紧影响婴幼儿活动或过松造成大便外溢。

(2)应根据婴幼儿自身情况,按需更换纸尿裤,最好用吸水性强的。

(3)操作结束后洗手,做好记录。

四、评价

(1)操作规范,动作熟练。

(2)能正确实施臀部护理。

(3)态度和蔼,操作手法正确,关爱婴幼儿。

(4)与婴幼儿沟通有效,取得合作。

任务分析

婴幼儿消化功能尚不完善,脾常不足,脏腑娇嫩,形气未充,若饮食失调、情志失和,乳食积滞,气滞不行,则容易出现消化系统疾病。此类疾病往往对营养物质的摄取、消化和吸收造成影响。此外,婴幼儿各脏器功能尚不完善,代偿较弱,极易发生消化紊乱和水电解质平衡以及酸碱平衡紊乱,从而造成慢性营养障碍,影响婴幼儿的生长发育,或造成机体抵抗力下降而引发感染,应全面评估消化系统疾病对消化系统功能以及婴幼儿身心方面的影响。

学习支持

一、婴幼儿消化系统的特性

婴幼儿消化功能尚不完善，容易出现消化系统疾病，临床表现常以呕吐、腹泻、便秘、食欲不振、腹胀、腹痛等为主要特征。如处理不及时或处理不当，将导致水电解质紊乱、脱水甚至死亡。

正常足月儿出生后至3月吞咽为自动反射动作，约6月龄时，婴儿已能随意吞咽。婴儿胃呈水平位，开始行走后渐变为垂直位，贲门和胃底部肌张力低，幽门括约肌发育较好，易发生幽门痉挛而出现呕吐。婴儿的肠黏膜肌层发育差，肠系膜柔软而长，固定差，活动度大，容易发生肠扭转和肠套叠。肠壁薄，通透性高，屏障功能差，肠内毒素、消化不全产物及过敏原易通过肠黏膜被吸收进入体内，引起全身性感染和变态反应疾病。

二、婴幼儿常见消化系统症状

（一）呕吐

呕吐是婴幼儿时期常见的临床症状之一，由于食管、胃或肠道呈逆蠕动并伴有腹肌强力痉挛和收缩，迫使食管和胃内容物从口和鼻涌出。呕吐且无季节性，新生儿、小龄婴儿高发，积极治疗，一般预后良好；但若呕吐严重则可致脾胃虚损，影响婴幼儿营养物质的摄入，严重时水电解质失衡。

【护理评估】

（1）了解喂养史，包括喂养方式，人工喂养何种乳品，冲调浓度，喂哺次数及量。注意有无不洁饮食史和食物过敏史。

（2）询问婴幼儿的呕吐次数，呕吐物颜色、性状、量、气味，有无发热、腹泻等不适。

（3）观察婴幼儿生命体征，体温、脉搏、呼吸、皮肤、黏膜情况和尿量等；观察是否有喷射性呕吐，囟门突出等情况；观察婴幼儿精神状态，有无精神萎靡、烦躁、嗜睡等情况。

【护理要点】

（1）如婴幼儿出现有喷射性呕吐，囟门突出、精神萎靡、烦躁、嗜睡，呕吐不止，呕吐胆汁甚至粪便样液体，伴腹痛等情况，应及时就医。

（2）严重呕吐者暂禁食4~6小时（不禁水），一般应续进食，以缓解病情，缩短病程，促进恢复。母乳喂养的婴幼儿，母亲继续哺乳，暂停辅食；人工喂养的婴幼儿可进食等量米汤或稀释的牛奶或其他代乳品，病情稳定和好转，逐步过渡到正常饮食。

（3）避免过度喂养，过度喂养易发生在出生到3月龄这一阶段，因这个阶段的婴儿吞咽为自动反射动作，同时大脑对胃容量反射较慢，因而只要有奶在嘴边，均会自动吞咽，婴儿容易产生未饱腹的错觉而导致过度喂养。

（4）忌食生冷、厚味、油腻等不易消化食物，宜食用清淡易消化食物，注意量宜少，食物种类不宜过杂乱。注意体位，将床头抬高15°~30°，小婴儿的最佳体位为前倾俯卧位，但为防止婴儿猝死综合征的发生，睡眠时应采取头高位或左侧卧位。儿童在清醒状态下最佳体位为直立位和坐位，睡眠时保持左侧卧位及上半身抬高，减少反流及反流物误吸的情况。防止呕吐物吸入气管。

（二）小儿腹泻

小儿腹泻或称腹泻病，中医称为泄泻，是由多病原、多因素引起的以大便次数增多及性状改变为特点的一组消化道综合征，是儿科最常见疾病之一。新生儿至2岁幼儿发病率高，一年四季均可发病，但夏秋季发病率最高，是导致小儿营养不良、生长发育障碍的主要原因之一。

【护理评估】

（1）评估腹泻的严重程度，轻型腹泻多由饮食因素或肠道外感染引起。起病可急可缓，大便次数增多及性状改变，一天大便可达10次左右，每次大便量少，呈黄色或黄绿色，有酸味，粪质不多，常见白色或黄白色奶瓣和泡沫。一般无脱水及全身中毒症状，多在数日内痊愈。重型腹泻多为肠道内感染所致。起病常比较急，也可由轻型逐渐加重而致。有较重的胃肠道症状，如食欲低下，常伴有呕吐，有时甚至进水即吐，严重者可吐咖啡样液体。大便次数明显增多，每天10次至数十次，多呈黄绿色水样便或蛋花汤样便，量多，可有少量黏液，少数婴幼儿也可有少量血便，还有明显的脱水、电解质紊乱及全身中毒症状，如发热、烦躁、精神萎靡、嗜睡甚至昏迷、休克。

（2）评估喂养史包括喂养方式，人工喂养喂何种乳品、冲调浓度、喂哺次数及量，添加辅食及断奶情况。注意有无不洁饮食史和食物过敏史。

（3）评估身体状况，观察婴幼儿生命体征如神志、体温、脉搏、呼吸、皮肤、黏膜情况和营养状况；记录24小时出入量，测量婴幼儿体重以及前囟、眼窝、皮肤弹性、循环情况和尿量等，评估脱水的程度和性质；检查肛周皮肤有无发红、发炎和破损。

【护理要点】

（1）重型腹泻应及时就医，密切观察婴幼儿精神状态、大便情况及尿量。

（2）调整饮食，限制饮食过严或禁食过久常造成营养不良，并发酸中毒，造成病情迁延不愈，故腹泻婴幼儿应继续进食，以缓解病情，缩短病程。

(3)腹泻开始,就给予口服足够的液体以预防脱水,给予口服补液盐(ORS)和其他清洁用水,口服补液为防止脱水的首选方案,用ORS,强调少量多次饮用,呕吐不是禁忌证。在每次稀便后补充一定量的ORS。轻至中度脱水应用ORS,用量(mL)=体重(kg)×(50~75)(mL/kg),4小时内服完。4小时后评估脱水情况,然后选择适当方案。有明显腹胀、休克、心功能不全或其他严重并发症者及新生儿不宜口服补液。

(4)过敏性腹泻护理。以牛奶过敏较常见。避免食入过敏食物,或者采用食物口服脱敏喂养法,不限制已经耐受的食物。婴儿通常能耐受深度水解酪蛋白配方奶,如仍不耐受,可采用氨基酸为基础的配方奶或全要素饮食。

(5)做好臀部护理。

(6)预防护理。

①提倡母乳喂养,避免在夏季断乳,改变饮食种类。适时适量添加辅食,合理喂养,乳食勿过饱,勿进食难消化食物。

②讲究饮食卫生,饭前便后要洗手,食具要消毒。注意气候变化,及时添减衣被,避免受暑或着凉。

③做好腹泻婴幼儿的隔离治疗及粪便消毒。避免长期滥用抗生素,防止菌群失调导致的腹泻。

④室内空气新鲜流通,温度要适宜,控制饮食,适当减少乳食。

⑤注意观察大便次数与性状的改变,注意尿量、皮肤弹性、精神状态等情况的变化,预防脱水的发生。

(三)功能性便秘

便秘指大便干燥坚硬,秘结不通,排便时间间隔延长,或虽有便意但排出困难的一种病症。便秘是不同年龄阶段儿童的常见疾病之一,可发生于任何年龄,一年四季均可发病,因其发病受饮食、地域、种族、年龄以及性别等诸多因素影响。功能性便秘是指除外肠道或全身器质性疾病及药物性因素所引起的便秘,占儿童便秘的90%~95%。由于排便困难,部分小儿可发生食欲不振,睡眠不安,或可由于便时努力,引起肛裂、脱肛或痔疮。若便秘长期未能得到适宜治疗,可影响婴幼儿生长发育及身心健康。

【护理评估】

(1)了解喂养史包括喂养方式,饮食结构,人工喂养喂何种乳品、冲调浓度、喂哺次数及量。注意有无不洁饮食史和食物过敏史。

(2)了解婴幼儿便秘程度,有无其他伴随症状。

(3)了解婴幼儿精神状况,及家族便秘情况。

【护理要点】

(1)合理饮食。合理饮食指调整便秘婴幼儿的饮食结构,是治疗婴幼儿便秘的重要方法。饮食应侧重于膳食纤维的摄入。膳食纤维具有吸收水分、软化粪便、增加粪便量的作用。有研究报道,应用部分水解蛋白配方奶可治疗婴儿功能性便秘。

(2)足量饮水和适量运动。预防粪便干结,除改善结肠传输功能外,足量饮水亦至关重要。饮水量应根据年龄及体质而异,并随季节、气温及运动量适度调节,需观察婴幼儿粪便,以经常排解糊状及条状软便为宜。适当的运动亦能促进肠道运动,是缓解便秘的重要手段。针对便秘婴幼儿,应通过病史了解其活动量,予以具体指导。鼓励婴幼儿多活动,每日应保持1小时以上的较为激烈的活动时间。

(3)治疗婴幼儿功能性便秘以调整饮食为主,较少需使用药物治疗,只有在疗效不佳时,才选择合适的药物加以辅助治疗。婴幼儿便秘可使用泻剂,但一般仅使用容积性泻剂,避免使用刺激性泻剂。容积性泻剂又称膨松剂,麦麸和聚乙二醇4000为最常见的膨松剂。微生态制剂在婴幼儿便秘的药物治疗中亦起到重要的作用。

(四)厌食

厌食是小儿常见的脾胃病症,临床以较长时期食欲不振,见食不贪,食量减少,但精神尚好为特征。本病各年龄阶段均可发生,以1~6岁多见,城市儿童发病率较高。

【护理评估】

厌食分为脾失健运和脾胃气虚两个类型。脾失健运表现为食欲不振,食量减少,食而乏味,形体正常,精神如常,舌淡红,苔薄白或薄腻,脉和缓。脾胃气虚表现为不思乳食,食量减少,面色少华,形体偏瘦,肢倦乏力,大便溏薄,夹有不消化食物残渣,舌质淡,苔薄白,脉缓无力或指纹淡红。前者多因喂养不当,或病后失调;后者多见于病后失养,或先天禀赋不足者。因而需评估婴幼儿饮食习惯、喂养史、辅食添加情况、精神状态、体形、面色等情况。

【护理要点】

(1)合理喂养,及时纠正不良饮食习惯,减少零食,避免餐前或进餐中大量饮水。喂养时遵循"胃以喜为补"的原则,先从婴幼儿喜爱的食物诱导开胃,暂不需要考虑其营养价值,待食欲增进后,再按需要补给。治后食欲改善者,要逐渐增加食量及饮食品种,以防脾胃复伤。

(2)根据婴幼儿发育特点,鼓励婴幼儿自行进食。婴幼儿自行进食有利于婴幼儿自我调节摄入量、训练进食技能以及进食行为社会化的完善。

(3)父母正确关注婴幼儿正面的进食行为而不应该关注婴幼儿拒食等负面行为,这样才会保持婴幼儿进餐时的愉快和进餐效率。幼儿期儿童会继续学习和探索原因和结果之间的关系。在进食过程中,幼儿会利用餐具移动食物、玩耍等,并观察父母对这些行为的反应。这种相互作用也是幼儿学习家庭文化的一种方式。2岁幼儿已经具有通过父母行为来评价自身行为是“好”或者“坏”的能力。幼儿一直在寻求父母的关注以及引起这种关注的方法,不管这种方法是正面的还是负面的,我们应该鼓励而非武断地制止。

(4)注意精神调护,营造良好进食环境,培养良好的进餐习惯,父母或者照料员应该对婴幼儿进食进行全程监测,婴幼儿应在高凳上进食。进餐环境不能分散婴幼儿注意力,应避免电视声、吵闹的音乐以及各种活动。

(5)正确认识婴幼儿的食物接受。

目前认为,这些早期喂养经历是幼儿后期食物选择偏好建立的基础并且可能对其终身饮食习惯具有长远影响。婴幼儿对某些食物的接受(如蔬菜)并不是即刻可得的,只有以非强制性方式暴露于这些食物8~10次以后才有可能接受。婴幼儿触摸、闻嗅以及把玩新食物(如把食物放进嘴巴后又吐出)都是探索食物的正常行为。这些行为都有利于婴幼儿对食物的接受,并且婴幼儿经过反复尝试后最终会愿意进食和吞咽食物。儿童大约2岁开始变得不愿意尝试进食新食物,即便多种方法烹调也不能促进其对新食物的接受。必须强调的是,幼儿不能很快接受新食物是正常的发育现象。强迫进食可能会导致幼儿对食物的反感,但非强迫性的强调“喜欢”而不是“进食”的策略可能会促进幼儿对食物的接受,包括积极进餐模式的建立。对幼儿尝试新食物适当进行鼓励,提供一些象征性奖励(如贴纸),朗读与食物有关的人物和故事,提供一些可以用来蘸食的食物等。

(五)积滞

积滞是由于乳食喂养不当,食停中脘,积而不化,气滞不行所形成的一种胃肠病症,临床以不思乳食,脘腹胀满,嗳气酸腐,甚至吐泻酸臭乳食或便秘,舌苔厚腻为特征。本病一年四季均可发生,尤以夏秋季节发病率较高。各年龄阶段均可发病,常以婴幼儿多见,特别是禀赋不足、脾胃虚弱以及人工喂养的婴幼儿更易罹患。

【护理评估】

(1)首先应了解婴幼儿年龄,喂养方式、方法及辅食添加情况。

(2)注意询问近期内有无伤乳或伤食病史,了解呕吐物及大便性状,以及腹部不适的性质和部位。乳食内积一般表现为脘腹胀痛,拒按,按之疼痛,吐物酸腐，呕吐食物、乳片，大便秘结或臭秽，便后胀痛减轻，夜寐不安，哭闹。脾虚夹积可表现为若稍食即饱，腹满喜按或喜伏卧，大便酸臭或夹有不消化食物残渣，面黄神疲，形体偏瘦。

（3）注意观察小儿神色、口唇、舌质、舌苔、指纹情况。乳食内积表现为舌质红，苔厚，脉弦滑，指纹紫滞；脾虚夹积表现为舌质淡，苔白，脉细弱，指纹滞。

【护理要点】

（1）合理喂养，乳食宜定时定量，富含营养，易于消化，忌暴饮暴食及过食肥甘、生冷之物。

（2）根据生长发育需求，逐渐添加辅食。6~8月龄是辅食添加的最佳时期。

（3）积滞婴幼儿应暂时控制乳食，积滞消除后，方可逐渐恢复正常饮食。

（4）注意病情变化，给予适当处理。

任务评价

学习评价

主题	内容	优秀	良好	一般	较差	很差
学习态度	能准时参加全部课程，按时提交作业，及时查阅教师上传的学习材料	5	4	3	2	1
专业知识	掌握婴幼儿常见消化道疾病的评估要点及护理要点，了解疾病发生因素	5	4	3	2	1
研讨精神	积极参与讨论，对其他人的发言能进行合理的分析和提出见解	5	4	3	2	1
团队协作	能很好地融入课堂小组讨论，共同推进学习进程	5	4	3	2	1
沟通交流	能够清晰准确地表达自己的观点，与他人交流时态度语气恰当	5	4	3	2	1
人文素养	能够关注医学人文知识，有意识地树立职业精神	5	4	3	2	1
信息素养	会检索常见的医学专业文献数据库，主动阅读医学文献	5	4	3	2	1
实践应用	能准确对婴幼儿进行臀部护理	5	4	3	2	1
自我小结						

企业评价

<table>
<tr><th colspan="2">评价内容</th><th>评价标准</th><th>分值</th></tr>
<tr><td rowspan="6">评估
（15分）</td><td rowspan="2">被照护者</td><td>1.评估婴幼儿当前主要症状、意识状态、皮肤情况</td><td>4</td></tr>
<tr><td>2.心理情况：有无哭闹、情绪紧张等</td><td>2</td></tr>
<tr><td>环境</td><td>整洁、安全、通风、温湿度适宜</td><td>3</td></tr>
<tr><td>照护员</td><td>着装整齐</td><td>3</td></tr>
<tr><td>物品</td><td>用物准备齐全</td><td>3</td></tr>
<tr><td>计划（5分）</td><td>预期目标</td><td>口述目标：照护员掌握臀部护理，熟悉常见消化道疾病和症状的护理，预防疾病发生的要点</td><td>5</td></tr>
<tr><td rowspan="8">实施
（60分）</td><td rowspan="2">观察情况</td><td>1.口述：臀部护理的目的及过程</td><td>3</td></tr>
<tr><td>2.口述：观察婴幼儿的情绪、精神状态</td><td>2</td></tr>
<tr><td rowspan="3">臀部护理过程</td><td>1.正确清洗臀部</td><td>10</td></tr>
<tr><td>2.正确更换纸尿裤</td><td>15</td></tr>
<tr><td>3.正确观察臀部护理时婴幼儿反应</td><td>10</td></tr>
<tr><td rowspan="3">整理记录</td><td>1.整理、消毒用物，安排婴幼儿休息</td><td>5</td></tr>
<tr><td>2.洗手</td><td>5</td></tr>
<tr><td>3.婴幼儿臀部皮肤情况是否有改善</td><td>5</td></tr>
<tr><td colspan="2" rowspan="4">评价（20分）</td><td>1.操作规范，动作熟练</td><td>5</td></tr>
<tr><td>2.能正确实施臀部护理</td><td>5</td></tr>
<tr><td>3.态度和蔼，操作手法正确，关爱婴幼儿</td><td>5</td></tr>
<tr><td>4.与婴幼儿沟通有效，取得合作</td><td>5</td></tr>
<tr><td colspan="2">总分</td><td></td><td>100</td></tr>
</table>

项目小结

婴幼儿阶段是呼吸系统、消化系统疾病的高发期，做好婴幼儿疾病的预防、照护与保健，对保证婴幼儿的健康成长非常重要。本项目主要介绍了婴幼儿常见呼吸系统和消化系统保健与注意事项。在学习以上内容时，应学会细心观察，关心和爱护婴幼儿，耐心培养其正确的卫生习惯，预防疾病的发生、发展，促进身体康复。

思考练习

婴幼儿发生热性惊厥时应如何处理？

推荐阅读

尚星屹，艾民．推拿治疗小儿腹泻的临床研究进展[J]. 国际中医中药杂志，2022，44(2):4.

参考文献

[1]董荣芹.儿科护理学[M].西安:第四军医大学出版社,2011.

[2]沈晓明,王卫平.儿科学[M].7版.北京:人民卫生出版社,2008.

[3]张玉兰,王玉香.儿科护理学[M].4版.北京:人民卫生出版社,2018.

[4]张力.婴幼儿照护服务立法:目标定位、问题与路径[J].求索,2021,4(7):145-155.

[5]李军果.婴幼儿照护大全[M].北京:化学工业出版社,2018.

[6]潘建明,谢玉琳,马仁海.幼儿照护职业技能教材(初级)[M].长沙:湖南科学技术出版社,2020.

[7]吕艳芳,黄向会,李松.幼儿进食行为的健康指导[J]江西医药,2005,5(40):300.

[8]徐可夫.婴幼儿排便排汗护理百科全书[M].天津:天津科学技术出版社,2019.

[9]劳拉·A.亚娜,珍妮弗·舒.美国儿科学会新生儿婴儿护理全书[M].黎娜,译.北京:北京科学技术出版社.2019.

[10]雷切尔·Y.穆恩.美国儿科学会睡眠手册[M].崔玉涛,主译.北京:化学工业出版社,2020.

[11]刘玺诚,王惠珊.婴幼儿睡眠与成长[M].北京:中国中医药出版社,2011.

[12]上海市疾病预防控制中心,杭州市疾病预防控制中心,苏州市疾病预防控制中心,等.特殊健康状态儿童预防接种专家共识之二——支气管哮喘与预防接种[J].中国实用儿科杂志,2018,33(10):738-739.

[13]国家药典委员会.中华人民共和国药典(2020年版 三部)[M].北京:中国医药科技出版社,2020.

[14]胡惠丽.疫苗接种不良反应的定义和分类[J].中华儿科杂志,2020,58(10):864-866.

[15]徐胜勇,张秋彬,李克莉,等.疫苗接种不良事件紧急处理中国急诊专家共识[J].中国急救医学,2021,41(2):93-100.

[16]朱丽辉,陈朔晖.儿科专科护理[M].北京:人民卫生出版社,2021.

[17]马融,韩新民.中医儿科学[M].2版.北京:人民卫生出版社,2003.

[18]廖品东.小儿推拿学[M].2版.北京:人民卫生出版社,2016.

[19]于天源.推拿按摩学[M].北京:中国协和医科大学出版社,2015.

[20]张琳琪,王天有.实用儿科护理学[M].北京:人民卫生出版社,2018.

[21]克雷曼.儿童营养学[M].7版.申昆玲,主译.北京:人民军医出版社,2015.

[22]崔焱.儿科护理学[M].北京:人民卫生出版社,1988.

笔记

笔记

笔记

笔记

笔记

笔记

笔记